Dr Léon REVERCHON

La

Parésie spasmodique

des Athéromateux

LYON. — IMP. A. REY

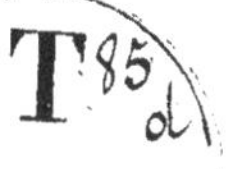

LA

PARÉSIE SPASMODIQUE

DES ATHÉROMATEUX

LA
PARÉSIE SPASMODIQUE
DES ATHÉROMATEUX

PAR

Le Dr Léon REVERCHON

———◆———

LYON

A. REY & Cie, IMPRIMEURS-ÉDITEURS DE L'UNIVERSITÉ

4, RUE GENTIL, 4

—

1902

A LA MÉMOIRE

DE MON GRAND-ONCLE A. GERRIER

Médecin Inspecteur de l'Armée,
Commandeur de la Légion d'honneur.

DE MON GRAND PÈRE H. REVERCHON

Ancien Député à l'Assemblée Nationale,
Chevalier de la Légion d'honneur.

DE MA GRAND'MÈRE F. GERRIER

A MA GRAND'MÈRE
Madame H. REVERCHON

A MON PÈRE
Médecin Principal de 2e classe REVERCHON

Chevalier de la Légion d'honneur,

mon premier et mon meilleur maître,

A MA MÈRE

A MON FRÈRE — A MES SŒURS

*Je dédie ce premier travail, témoignage
bien faible de ma profonde affection et
de ma bien vive reconnaissance.*

A mon Président de Thèse

Monsieur le Professeur BONDET

Professeur de Clinique médicale.
Chevalier de la Légion d'honneur.

A Monsieur le Professeur-Agrégé PIC

Médecin des Hôpitaux.

A MES MAITRES

de l'École du Service de Santé Militaire.

LA

PARÉSIE SPASMODIQUE

DES ATHÉROMATEUX

I

INTRODUCTION

Il est assez fréquent, dans les services de vieillards, d'observer des malades répondant au tableau suivant :

C'est d'abord une faiblesse des membres inférieurs, faiblesse qui dès le début ou peu de temps après les premiers troubles morbides, s'accompagne de raideur, de contracture latente.

Cette contracture légère est peu apparente au repos, mais elle se manifeste dans les mouvements par une démarche, qui, non seulement se fait à petits pas, comme on l'a dit souvent, mais aussi avec une allure spasmodique, les pieds traînant sur le sol, et ayant de la peine, semble-t-il, à s'en détacher.

Si l'on pratique alors un examen méthodique, on constate de l'exagération des réflexes tendineux aux membres inférieurs, de la trépidation épileptoïde, du clonus de la rotule ; parfois aussi le signe de Babinski existe des deux côtés.

Par opposition à ces troubles moteurs, on note l'intégrité absolue de la sensibilité, et d'autre part, l'examen viscéral démontre, d'une façon constante, l'existence de l'artério-sclérose ou de l'athérome, lesquels peuvent se manifester, en même temps que par les signes vasculaires proprement dits, par l'ensemble des méiopragies viscérales, qui en sont fonction, ou qui, tout au moins, leur sont généralement associées.

En somme, il s'agit d'une véritable paraplégie spasmodique, insidieusement installée, sans ictus, ou du moins avec un ictus si léger qu'il a pu passer inaperçu du malade ou même de son entourage.

Comme ces phénomènes moteurs spéciaux ont toujours été observés chez des athéromateux et n'ont été observés que chez eux, il paraît y avoir une connexion entre les phénomènes vasculaires d'un côté et les phénomènes nerveux de l'autre.

C'est pour bien marquer cette connexion, cliniquement évidente, que M. Pic a pris l'habitude, depuis plusieurs années déjà, de désigner dans son service, ce complexus clinique sous l'appellation *de paraplégie ou de parésie spasmodique des athéromateux.*

C'est l'étude de ce syndrome que, sur le conseil de M. Pic, nous essayons ici d'entreprendre, ayant en vue de présenter une étude basée surtout sur la clinique, de plus autorisés que nous ayant envisagé la question au point de vue spécial de l'anatomie pathologique, et, ayant par suite forcément laissé un peu dans l'ombre le côté clinique de la question qui cependant nous a paru très digne de fixer l'attention.

M. le professeur Bondet nous a fait le grand honneur

d'accepter la présidence de cette thèse, nous le prions d'agréer ici l'expression de notre reconnaissance respectueuse.

C'est M. le Dr Pic, professeur agrégé de la Faculté, médecin des hôpitaux, qui nous a donné la première idée de ce travail ; c'est grâce à ses conseils que nous avons pu le terminer. Nous lui sommes profondément reconnaissant de l'honneur qu'il nous a fait en nous associant à ses recherches et le prions de vouloir bien toujours nous considérer comme son élève respectueusement dévoué.

M. Bonnamour, interne des hôpitaux, a bien voulu se charger de la partie histologique de ce travail. M. Dubreuil, préparateur du laboratoire d'anatomie générale, a reproduit les dessins qui y figurent, nous les prions d'agréer l'expression de nos sincères remerciements, et des vœux que nous formons pour leur avenir.

Au moment de quitter l'Ecole, qu'il nous soit permis d'exprimer notre respectueuse gratitude à nos maîtres de l'Ecole du Service de santé militaire.

Que Monsieur le médecin inspecteur et Madame Claudot nous permettent de leur adresser ici l'expression de notre respect et de notre reconnaissance pour l'accueil bienveillant que nous avons trouvé chez eux au cours de ces trois années.

M. le médecin-major Ruotte a bien voulu, durant notre séjour à l'Ecole, nous aider de ses conseils et s'intéresser à nos efforts. Nous le prions d'agréer pour Mme Ruotte et pour lui, l'assurance de notre vive reconnaissance pour l'accueil vraiment si cordial qu'ils nous ont toujours ménagé.

Nous avons conservé le meilleur souvenir de notre séjour dans le service de M. le médecin-major Niclot ; il nous permettra de lui adresser ici l'expression de notre reconnaissance et de notre respectueux dévoûment.

II

HISTORIQUE DE LA QUESTION

L'artério-sclérose, maladie générale de tout l'arbre circulatoire peut, tout en affectant l'ensemble du système vasculaire, présenter des localisations plus marquées sur certains organes.

Grasset dans ses cliniques[1] admet que dans l'artério-sclérose l'évolution des symptômes fonctionnels, quel que soit l'organe atteint, présente toujours trois phases successives :

Une première où tout l'arbre artériel est malade ;

Une seconde où l'artério-sclérose se localise à un organe ;

Une troisième où elle est définitivement installée et produit ses lésions spécifiques.

La première phase est à peu près silencieuse. La seconde donne lieu à une série de troubles passagers que l'auteur compare élégamment à la *claudication intermittente du cheval*. A la troisième phase, l'organe, détruit en tout ou en partie, présente une altération profonde de la fonction à laquelle il est adapté.

---

[1] Grasset, Vertiges des artério-scléreux (Cliniques, 1891).

Réserves étant faites sur la nature intime du processus et en particulier sur l'irréparabilité des lésions de l'artério-sclérose, conservons les grandes lignes de cette division de Grasset et appliquons-la à l'étude de l'artério-sclérose des centres nerveux.

Sans parler de l'hémorragie et du ramollissement connus depuis longtemps comme résultant de l'artériosclérose des centres nerveux, nous pouvons, là aussi, considérer deux phases bien nettes au cours de l'évolution du processus. Au début, troubles passagers. Plus tard troubles plus profonds et surtout plus systématisés, mieux localisables. Ce sont ceux-là qui nous intéresseront davantage.

Disons-le pourtant une fois pour ne plus y revenir. Les troubles de la première période, ceux qui répondent à la claudication intermittente des centres nerveux, ce sont essentiellement les vertiges si bien décrits par Grasset et qui se présenteront sous l'aspect du vertige simple ou s'accompagneront de crises épileptiformes avec ou sans pouls lent permanent. On note aussi à cette période la diminution de la mémoire et, d'une façon générale, une paresse dans l'association des idées, signalée déjà par Lancereaux en 1890 et rappelée comme moyen de diagnostic au début par le professeur Windscheid[1] de Leipzig. Signalons encore la coexistence fréquente du syndiome de la neurasthénie avec l'artério-sclérose des artères cérébrales,

[1] Lanceraux, Clinique de la Pitié et de l'Hôtel-Dieu, 1883-1893. — Windscheid, Communication à la Société médicale de Leipzig, 16 décembre 1901.

coexistence qui a été interprétée par certains auteurs comme une relation de cause à effet[1].

Un pas de plus; l'artério-sclérose s'installe; elle détermine dans les centres nerveux des lésions qui se traduisent par des accidents systématisés, localisables, dont l'ensemble rappelle le syndrome de la dégénérescence d'une des parties de l'axe encéphalo-médullaire.

L'attention est attirée d'abord sur les rapports possibles de l'artério-sclérose et du syndrome des cordons postérieurs. En 1879, Berger et Rosenbach insistent sur les rapports qui semblent exister entre l'ataxie locomotrice progressive et la lésion des valvules aortiques chez les malades tabétiques. Faite sept fois par ces auteurs, cette observation est répétée quinze fois en 1880 par Grasset, de Montpellier.

Letulle, la même année, constatant deux cas d'ataxie coïncidant avec de l'artério-sclérose généralisée, concluait, de ces observations : c'est l'athérome, l'artério-sclérose généralisée que l'on devrait mettre en cause dans un certain nombre de faits pour expliquer le développement des phénomènes tabétiques.

Le professeur Renaut à la même époque prononçait, dans ses leçons cliniques de l'hôpital de la Croix-Rousse, le mot de néphro-tabes aortique. N'insistons pas davantage sur cette question de la coexistence de l'artério-sclérose et du syndrome des cordons postérieurs, ce qui nous entraînerait trop loin de notre sujet.

---

[1] Professeur Kowalewski, l'artério-sclérose du cerveau, Neurolosiches, Centralbatt (août 1893).

En 1884, Dejerine trouve, à l'autopsie d'un malade ayant présenté le tableau clinique de la sclérose en plaques, des lésions de périartérite des petites ramifications des vaisseaux, au niveau des plaques de sclérose

La même année, Demange [1] publie une observation de sclérose d'origine vasculaire ayant donné à peu près le syndrome de la sclérose latérale amyotrophique et qu'il différencie pourtant de la maladie de Charcot au point de vue anatomo pathologique et au point de vue clinique.

Une autre observation, publiée l'année suivante présentait à peu près le tableau clinique de la sclérose en plaques.

La même année, 1885, sous le nom de *contracture tabétique progressive*, Demange présente une observation qui nous intéresse au plus haut point.

C'est celle d'une malade âgée, qui réalise un syndrome analogue à celui du tabès spasmodique, avec contracture, paralysie et exagération des réflexes. A l'autopsie, le cerveau est indemne. La sclérose des artères médullaires, au lieu de déterminer une sclérose diffuse ou localisée seulement aux faisceaux postérieurs, a largement intéressé les faisceaux pyramidaux, présentant un type nettement fasciculaire.

Nous reviendrons sur cette observation et verrons au chapitre du Diagnostic si notre type clinique diffère de celui de Demange ou s'il se confond avec lui au point de vue clinique et anatomo-pathologique.

---

[1] Demange. *Revue de Médecine*, 1884-1885.

Huchard dans son *Traité des maladies du cœur et des vaisseaux* parle d'un cas de paralysie consécutive à l'artério-sclérose localisée au cerveau. Il s'agit d'un malade « ayant présenté une parésie lente et progressive des membres du côté gauche, parésie qui a fini par disparaître au bout de six semaines, laissant un état vertigineux. Le malade, quinze jours après, en se réveillant, s'aperçoit qu'il traîne la jambe et qu'il ne peut se servir qu'incomplètement du membre supérieur droit ».

C'est, dit l'auteur « par des phénomènes d'ischémie cérébrale, par athérome des artères » qu'il faut expliquer ces troubles.

Cet ictus imcomplet dont parle Huchard est intéressant à noter. Nous le retrouverons dans quelques-unes de nos observations.

Dans une de ses cliniques de la Pitié, Lancereaux cite comme troubles fonctionnels produits par l'artério-sclérose dans les centres cérébro-spinaux, les vertiges et plus-tard de véritables attaques apoplectiformes de de courte durée ; enfin le rire et le pleurer spasmodiques.

« Le malade, dit-il, se met quelquefois à pleurer et
« ricaner sans motif.

« Les pleurs sont fréquemment précédés de grimaces
« et de sanglots, au point que, dans plusieurs circon-
« stances j'ai pu d'après ces symptômes diagnostiquer
« *des lacunes* au niveau de la protubérance et vérifier
« le diagnostic à l'autopsie. »

Nous avons cru devoir citer en entier cette remarque de Lancereaux, parce que nous y voyons ce mot de lacune que nous allons retrouver tout à l'heure.

En 1897, une communication de Grandmaison sur les réflexes des athéromateux nous fait entrer d'emblée dans notre sujet.

Cet auteur, à l'hôpital Broussais, examine à ce point de vue spécial vingt-six athéromateux confirmés, quatorze hommes et douze femmes de cinquante et un à quatre vingt-quatre ans. Il recherche sur chacun d'eux l'état des réflexes patellaires, la trépidation épileptoïde et le clonus de la rotule. Sur 11 hommes soit 78 fois pour 100 et 9 femmes soit 75 pour 100 il trouve une exagération notable des réflexes avec trépidation et clonus.

De l'exagération des réflexes, l'auteur conclut à une artério-sclérose des vaisseaux de la moelle. Le contrôle anatomique manque, ce qui enlève de leur importance à ces constatations.

L'induction de Grandmaison s'explique tout naturellement par les idées de cette époque, pourtant récente, sur la production des réflexes et la pathogénie des contractures, idées basées sur l'expérimentation plutôt que sur la clinique.

Van Geuchten, Grasset, Crocq, n'avaient pas encore montré combien, au point de vue des réflexes, l'homme diffère de l'animal, combien plus compliquées chez lui sont les voies de conduction et considérable la part de l'encéphale dans la production du syndrome : exagération des réflexes et paraplégie spasmodique.

Il me paraît utile, d'ailleurs, de rappeler ici : qu'à la même époque, sous l'empire des mêmes idées, M. Pic, pratiquant au Perron l'autopsie d'un paraplégique athéromateux, regardait avec soin la moelle de ce sujet, le cerveau par ailleurs étant examiné rapidement.

Il ne semble pas qu'en Allemagne la question des réflexes et paraplégie chez les artério-scléreux ait beaucoup attiré l'attention des cliniciens.

Deux publications récentes, l'une du professeur Kowalewski sur l'artério-sclérose des centres nerveux, l'autre de Windscheid, sur le diagnostic de l'artério-sclérose des centres nerveux n'en font pas mention. Cependant dans la première de ces publications, au cours des trois observations citées par l'auteur, nous relevons deux fois sur trois l'exagération des réflexes. Cette constatation ne donne d'ailleurs lieu à aucune réflexion.

Nous arrivons maintenant à la période tout à fait contemporaine ; avec Marie et l'école de Bicêtre, l'étude des paralysies consécutives à l'athérome entre dans une voie nouvelle.

En 1900, c'est la communication de Marie au congrès de neurologie, sur l'état lacunaire du cerveau des vieillards et les hémiplégies qu'il détermine. Cette communication donne lieu à une intéressante discussion à laquelle prennent part plusieurs maîtres éminents. Raymond, en particulier, pose cette objection que Marie lui-même s'était posé :

Pourquoi la lacune, lésion fréquente, presque banale, observée depuis longtemps et volontairement négligée par certains auteurs, produit-elle en certains cas les troubles si bien décrits par Marie, et dans d'autres passe-t-elle inaperçue sans donner lieu à aucun trouble ?

N'y aurait-il pas autre chose, et cet « autre chose »

n'est-ce pas l'œdème cérébral ou bien encore l'athérome des artères de la base : et, à ce propos, Raymond rappelle une de ces communications antérieures datant de 1885 sur : « la pathogénie de certains accidents paralytiques observés chez le vieillard et de leur rapport possible avec l'urémie » communication intéressante surtout par les expériences qu'elle relate et sur lesquelles nous reviendrons ultérieurement.

L'année suivante, Marie, dans un article de la *Revue de médecine*, en mai 1902, son élève, Ferrand, dans sa thèse inaugurale reprennent et mettent au point la question.

Ils montrent, qu'en somme, il n'y a pas pour expliquer les troubles paralytiques du vieillard que les deux seuls processus de l'hémorragie et du ramollissement : il en est un troisième, qui est la *lacune de désintégration*.

La lacune n'est pas une hémorragie, elle n'est pas un ramollissement, elle n'est pas une encéphalite ; elle est une lésion spécifique ; la lésion spécifique de l'artério-sclérose avec toujours un vaisseau dans son milieu. Cette lésion, Huchard sans l'avoir vue l'avait décrite, lorsque étudiant la lésion que détermine l'artério-sclérose dans tout organe, il montre un vaisseau au centre ; autour et en contact une première zone de tissu présentant ce qu'il appelle la « *sclérose dystrophique* » et qui n'est autre chose que l'extension du processus inflammatoire de la gaine du vaisseau au tissu ambiant. A la partie tout à fait périphérique se trouve une autre zone de sclérose par ischémie. Entre les deux, sclérose mixte.

Nous reviendrons dans un autre chapitre sur l'anatomie de la lacune. Disons-le de suite toutefois, elle répond dans sa forme la plus schématique à la définition de Huchard et c'est bien une lésion d'artério-sclérose.

Dans la description de Marie, dans la thèse de Ferrand, nous trouvons bien quelques types de nos paraplégiques athéromateux. La contracture est signalée ainsi que l'exagération des réflexes, mais l'étude clinique est volontairement reléguée au second plan.

C'est ainsi que, dans la magnifique collection de quatre-vingt une observations avec autopsies que publie Ferrand, quelques lignes seulement sont réservées à l'étude du malade, la plus grosse part étant consacrée aux constations anatomo-pathologiques.

Aussi nous-a-t-il paru qu'à côté de l'étude magistrale et surtout anatomo-pathologique de Marie et de Ferrand, il y avait place encore pour une autre plus modeste et surtout clinique de la *paraplégie spasmodique des athéromateux.*

III

SYMPTOMATOLOGIE

Le malade d'hospice n'est pas un malade d'hôpital.
considéré comme incurable, il échappe facilement à
l'attention du médecin qui peut avoir comme au Perron
un service de 3 à 4oo lits. De plus, notre paraplégique
athéromateux, malgré la faiblesse de ses jambes et sa
démarche spasmodique, est loin d'être un impotent ; il
est toujours debout, cherchant selon la saison, le coïn
du feu ou un rayon de soleil sous les galeries de l'hospice. Il ne se plaint pas de son état, et il faut quelque
affection intercurrente pour qu'il ait recours au médecin.

Toutes ces considérations sont nécessaires pour expliquer que notre type clinique ait échappé si longtemps
à l'attention des observateurs. M. Pic n'est parvenu à
le dépister que par l'examen complet et systématique de
tous les malades quels qu'ils soient, en traitement à
l'hospice du Perron.

Nos observations ont porté sur 18 cas dont 7
avec autopsie.

Sur le conseil de notre maître, nous avons conservé à
la plupart de ces observations leur caractère clinique,
elles présentent ainsi un aspect moins synoptique, mais

rendent mieux compte de l'évolution suivie pour arriver au diagnostic.

Toutes celles qui ont trait à des malades, actuellement au Perron, ont été revues dans ces derniers temps au point de vue général et au point de vue spécial qui nous occupe des réflexes et de l'athérome.

Sur tous, nous avons pratiqué la recherche de. l'ensemble des signes qui constituent l'ordinaire syndrome de l'athérome généralisé : clangor du deuxième bruit au foyer aortique avec ou sans hypertrophie, élévation de l'aorte et des sous-clavières, flexuosité et dureté des radiales et des temporales, arc sénile-périkératique ; bref, le syndrome central et périphérique. Nous avons cherché aussi ce que, par analogie, j'appellerai le syndrome cérébral de l'artério-sclérose : les vertiges, l'affaiblissement de la mémoire et des facultés d'association. Enfin, nous avons examiné la tension artérielle de tous nos malades, à l'aide du sphygmomanomètre et pratiqué la recherche du signe de Friedmann[1] que nous avons retrouvé dans presque tous les cas.

---

[1] D'après Friedmann *(Wiener klinische Woch.* juin 1900) et Cury *(Nord médical,* décembre 1900), l'auscultation du deuxième bruit aortique, le long de l'aorte descendante en arrière, nous fournirait un moyen de diagnostic précoce et constant de l'athérome généralisé. Normalement situé au niveau de l'épine de l'omoplate à gauche, le maximum des bruits aortiques chez l'artério-scléreux se retrouve sensiblement plus bas sur une ligne allant de l'angle de l'omoplate à la septième apophyse épineuse dorsale. Nous l'avons recherché chez tous nos malades et, parallèlement, chez une dizaine de nos camarades d'école bien portants, d'âge, toutefois, bien différent. Le maximum nettement perçu et abaissé chez nos artério-scléreux était beaucoup plus difficile à retrouver et plus haut situé chez l'homme sain.

Puis nous avons passé à l'étude des réflexes, cherchant successivement aux membres supérieurs et aux membres inférieurs l'état des réflexes tendineux, la trépidation épileptoïde et le clonus.

Remarquons en passant que, sur nos vieillards paraplégiques, la recherche des réflexes tendineux était le plus souvent très difficile en raison de l'état de contracture latente qui leur est habituel, et, pour vaincre cette contracture, il ne suffit pas toujours des moyens employés d'ordinaire pour distraire l'attention du malade.

C'est ainsi qu'il nous est arrivé d'avoir, à ce point de vue, sur le même malade à quelques jours d'intervalle les résultats les plus contradictoires ; c'est en répétant l'expérience et faisant modifier la position que nous sommes arrivés à des résultats concordants.

Chez tous nos malades nous avons terminé l'examen par la recherche des réflexes cutanés, abdominaux et crémastériens, et enfin par celle du signe de Babinski.

Cette dernière recherche était particulièrement intéressante, puisqu'il semble admis aujourd'hui que le réflexe en extension est un signe presque pathognomonique de la dégénérescence ou du moins d'un trouble fonctionnel profond du faisceau pyramidal.

Nous l'avons recherché avec soin sur tous nos malades, évitant cependant la répétition trop fréquente de l'épreuve, ce qui constitue un écueil, de l'avis de tous les cliniciens.

Il nous reste à rendre compte des résultats constatés : pour cela, il nous a paru profitable de diviser notre sujet et d'adopter l'ordre le plus conforme à l'évolution de notre type clinique.

Nous répartirons donc nos observations et les réflexions qu'elles nous ont suggérées en deux chapitres d'inégale importance.

Dans le premier, nous nous efforcerons de décrire le type clinique tel qu'il nous est apparu à l'état d'ébauche et de constitution complète.

Dans le second, nous étudierons son évolution et verrons à ce propos quelques types anormaux ou de transition.

CHAPITRE PREMIER

PARÉSIE SPASMODIQUE DES ATHÉROMATEUX

ÉTUDE DU TYPE CLINIQUE HABITUEL

Début. — Le début de la parésie spasmodique des
athéromateux est le plus souvent insidieux. Nous avons
recherché avec soin dans les antécédents de nos malades cet ictus d'allure spéciale que Ferrand décrit chez
ses hémiplégiques lacunaires, nous ne l'avons trouvé
qu'exceptionellement.

Sans doute, de par son athérome, notre malade est un
prédisposé à l'hémiplégie et nous verrons en effet au
chapitre suivant, à propos de l'évolution, que l'ictus
intercurrent vient souvent modifier l'aspect du type
clinique. Il n'en est pas moins vrai toutefois, que, bien
que très probablement lacunaires, comme les malades
de Ferrand, mais à un degré moindre, nos parétiques
athéromateux voient leurs phénomènes paralytiques
débuter de façon différente. Nous reviendrons sur ce
point à propos du diagnostic.

Le plus souvent, notre malade présente l'histoire
suivante : d'âge avancé, il a constaté, depuis plusieurs
années, une gêne progressive de la marche due à un
affaiblissement des membres inférieurs. C'est cette faiblesse des jambes qui, sans faire de lui un impotent,

l'empêche de continuer son travail et détermine son entrée à l'hospice.

Ce mode progressif de début est très net dans les deux observations qui vont suivre. On y voit que sans fracas, sans ictus, l'athéromateux peut arriver à un degré assez avancé de parésie spasmodique.

OBSERVATION I

Hospice du Perron. Service de M. Pic.

Résumé : *Parésie spasmodique des athéromateux. Tuberculose fibreuse ancienne. Pneumonie terminale.*

M. J..., soixante-seize ans, tisseur, sainte Jeanne, lit n° 16, mort le 25 janvier 1900.

Rien de particulier dans les antécédents héréditaires et collatéraux.

Personnellement : petite vérole confluente dans l'adolescence; pneumonie et quelques années plus tard grippe très intense. Depuis cette époque, vertiges, étourdissements fréquents. Il aurait fait une chute un an avant son entrée, mais sans paralysie consécutive.

Actuellement, le malade n'a pas de troubles fonctionnels qui attirent l'attention. La seule chose dont il se plaigne est une faiblesse générale, surtout marquée aux membres inférieurs.

Les membres inférieurs sont en effet un peu parésiés.

La démarche se fait à petits pas et présente un peu le caractère spasmodique. La jambe gauche traîne un peu plus que la droite.

Les réflexes rotuliens sont exagérés des deux côtés. Au côté droit, le mouvement a plus d'amplitude; mais au côté gauche, la secousse est plus brusque et suivie de deux ou trois secousses secondaires.

Les réflexes sont normaux au membre supérieur. Le signe de Babinski existe en extension des deux côtés.

Au cœur : pointe difficile à délimiter. Bruits bien frappés. Rythme ralenti. Le premier bruit est un peu sec. Le deuxième bruit au foyer aortique est clangoreux.

Pas de signes de dilatation de l'aorte. Le pouls est dur. Les radiales sinueuses. Aux poumons : signe d'induration au sommet droit.

28 janvier 1900. — Le malade succombe après trois jours à une pneumonie intercurrente.

Autopsie, 29 janvier. — *Aux poumons, à droite*, hépatisation du lobe inférieur. Tuberculose fibreuse du sommet, emphysème des bords antérieurs. Plèvres épaissies, adhérences au sommet.

A gauche. — Tuberculose du sommet.

Cœur et aorte. — Ectasie aortique. Rien à la mitrale ni à la tricuspide.

Foie. — Petit, dur, un peu scléreux.

Rate. — Légèrement scléreuse.

Reins. — Granuleux, congestionnés, sans diminution de substance corticale ni adhérence notable de la capsule.

Cerveau. — Perte de substance de 1 cm. 5 environ de longueur profonde de 2 à 3 millimètres, siégeant au niveau de la région externe et postérieure du noyau lenticulaire et à la face profonde de l'avant-mur. Lésion bilatérale et symétrique.

Athérome de la base. Moelle Mascroscopiquement. Dégénérescence du faisceau latéral gauche.

En résumé : Athérome généralisé. Sclérose rénale et hépatique. Double foyer lacunaire siégeant symétriquement au niveau de la région externe et postérieure du noyau lenticulaire, à la face profonde de l'avant-mur.

OBSERVATION II

Hospice du Perron, service de M. Pic. Salle Jacquard, lit n° 1.

Athérome et tremblement sénile. Parésie spasmodique des athéromateux. Emphysème pulmonaire. Vertiges.

P. V..., entré le 1er juillet 1899. Agé de quatre-vingt-cinq ans.

Rien de particulier dans les antécédents personnels ; nous relevons une syphilis probable.

Actuellement, le malade se plaint surtout de ses jambes qui sont très faibles. Il a souvent des vertiges et à plusieurs reprises il a fait même des chutes qui ont toujours été sans gravité. Jamais de pertes de connaissance. Pas de troubles consécutifs.

Aux poumons. — Légers signes d'emphysème.

Au cœur. — Pointe difficile à délimiter. Les bruits sont sourds, quelquefois mal frappés, un peu d'arythmie.

Clangor du deuxième bruit au foyer aortique.

Les radiales sont dures. Arc sénile périkératique.

Pression = 22 centimètres. Le maximum des bruits aortiques en arrière est mal perçu.

Au membre supérieur, léger tremblement. Les réflexes sont normaux ; pas de contracture.

Au membre inférieur. Légère contracture. Réflexes tendineux notablement exagérés, démarche à petits pas, non spasmodique, pas de troubles de la sensibilité. Le réflexe plantaire se fait en flexion. Le psychisme du malade paraît à peu près indemne,

Dans ces deux observations comme dans les quatre qui vont suivre, nous voyons apparaître, précédant les troubles de la marche ou les accompagnant, des vertiges présentant les divers aspects signalés par Grasset, dans ses cliniques sur les vertiges des artério-scléreux.

OBSERVATION III

Hospice du Perron Service de M. Pic. Salle Saint-Léon.
lit n° 26.

Athérome. Ebauche de parésie spasmodique. Vertiges.
Insuffisance mitrale légère. Pouls veineux.

L... 69 ans, entré Mai 1902.

Antécédents héréditaires. — Rien à signaler.

Antécédents personnels. — Pas d'alcoolisme, ni de syphilis probable.

A l'âge de quarante-cinq ans, le malade ressent des douleurs erratiques mal définies, à quarante-sept ans des vertiges suivis de vomissements. Jamais d'ictus ni de paralysie.

Nous trouvons à l'examen :

Membres inférieurs. — Réflexe rotulien exagéré surtout à gauche. Pas de clonus de la rotule ni de trépidation. La recherche du signe de Babinski donne : à droite, ni flexion, ni extension, à gauche, extension.

Force musculaire, sensiblement diminuée. Au membre supérieur : force musculaire diminuée à gauche. Tremblement bilatéral des mains : fin, rapide.

Cœur. — Pointe peu localisable au palper, matité précordiale très réduite. A la pointe, souffle systolique variable, léger, sans propagation.

Sous-clavières un peu surélevées, on ne sent pas la crosse aortique.

P. = 80. Pression = 22.

Un peu de pouls veineux à la base du cou avec deux secousses systoliques et présystoliques. Arc sénile périkératique. Mains cyaniques et un peu froides.

Le psychisme paraît intact, quelques vertiges et étourdissements.

OBSERVATION IV

Hospice du Perron. Service de M. Pic.
Salle Paul Jouve, lit n° 8.

*Résumé. — Athérome, Emphysème pulmonaire. Exagération
des réflexes. Ebauche de parésie spasmodique des athéromateux. Vertiges.*

B. J..., soixante-neuf ans.
Antécédents héréditaires. — Rien à signaler.
Antécédents personnels. — Rien de spécial.
Le malade est entré au Perron parce qu'il a depuis quelque
temps des maux de tête et des vertiges. Jamais eu d'attaques. La
marche est difficile et se fait avec une canne.
Le malade a de nombreux ulcères variqueux à la jambe
gauche.
L'examen des réflexes donne : membres supérieurs : Réflexes
normaux.
Membres inférieurs : à droite : réflexes très amples et pas très
brusques ; à gauche : réflexes moins amples, mais beaucoup
plus brusques.
Des deux côtés, mais surtout à gauche, la percussion du tendon rotulien, le malade étant couché la jambe étendue, détermine une contraction du quadriceps fémoral qui subsiste un
certain temps.
Pas de trépidation épileptoïde.
Le réflexe du tendon d'Achille paraît un peu exagéré.
La recherche du réflexe plantaire ne donne aucun résultat :
pour une excitation même assez violente, on ne constate ni
extension, ni flexion d'aucun des orteils. Le malade a pourtant
intacte sa sensibilité.
Les réflexes cutanés : abdominal et crémastérien sont conservés.

La marche est difficile. Le malade s'appuie sur une canne, avance lentement, traînant la jambe droite légèrement spasmodique.

Au cœur : Clangor du deuxième bruit.

Les sous-clavières paraissent un peu surélevées.

En arrière, la recherche du signe de Friedmann montre un abaissement assez net du maximum des bruits aortiques.

Temporales sinueuses.

Radiale droite assez souple.

Pouls régulier. Pression $= 17$.

Arc périkératique asséz net.

Cyanose des extrémités digitales.

Le psychisme du malade paraît à peu près intact.

Diminution de la mémoire.

Il parle à peu près normalement.

OBSERVATION V

Hospice du Perron. Service de M. Pic.
Salle Sainte-Marguerite, lit n° 25

Diagnostic et résumé. — *Athérome généralisé. — Vertiges des artério-scléreux. — Parésie fruste des artério-scléreux. — Vertiges.*

L... M..., quatre-vingt-deux ans, entré le 14 décembre 1900.

Le malade est atteint d'amnésie à peu près complète et ne peut que mal renseigner sur ses antécédents héréditaires et collatéraux.

Il dit pourtant avoir eu des vertiges, tousser beaucoup et avoir maigri.

Ses voisins le disent sujet à des « crises » dont ils donnent la description suivante :

Le malade fléchit légèrement sur ses jambes, tombe sans pousser de cri, reste immobile de deux à cinq minutes, puis reprend ses occupations. Le malade perd connaissance. Ces accidents seraient précédés de lourdeurs et de maux de tête. Intervalles très variables, tantôt de trois à quatre fois par jour ; tantôt une fois tous les quinze jours seulement.

A l'examen, sensibilité normale. Les réflexes rotuliens, sans être très notablement exagérés, sont brusques. Ebauche de trépidation épileptoïde.

La recherche des réflexes plaintaires donne le résultat suivant : à droite, ni flexion, ni extension ; à gauche, flexion des quatre derniers orteils, le gros orteil restant immobile.

Au membre supérieur, pas d'exagération des réflexes tendineux. Les réflexes cutanés paraissent conservés.

Au cœur, les bruits sont difficilement perçus. Les radiales sont dures, roulant sous le doigt. Cyanose des extrémités.

Arc sénile périkératique. Tension artérielle $= 23$.

La recherche du signe de Friedmann est rendue difficile par l'emphysème et la bronchite concomitante.

Le psychisme du malade paraît affaibli. Mémoire diminuée, pas de rire et pleurer spasmodiques.

OBSERVATION VI

Hospice du Perron. Service de M. Pic
Salle Paul Jouve. Lit n° 24.

Résumé : *Varices et ulcères variqueux. Léger degré de parésie spasmodique des athéromateux. Athérome généralisé. Epilepsie sénile d'origine athéromateuse.*

M. J..., né en 1830. Entré le 9 mai 1893.

Rien de particulier à signaler dans les antécédents héréditaires. Le malade dit n'avoir jamais été malade et entrer à l'hospice pour les ulcères variqueux dont la présence a fini par déterminer une impotence presque complète.

A l'examen, on constate :

Ulcères variqueux, dont l'un suppure, aux deux membres.

L'examen des organes donne les résultats suivants : au poumon, un peu d'obscurité aux bases.

Au cœur — Un peu d'augmentation de la matité précordiale à la base. Élévation très nette de la sous-clavière. Retentissement du deuxième bruit très clangoreux. Radiales dures et roulant sous le doigt, temporales flexueuses. Arc sénile périkératique. Signe de Friedmann assez net. Le maximum des bruits aortiques en arrière est perçu à gauche, à deux ou trois travers de doigt de la colonne vertébrale, sur l'horizontale passant par la pointe de l'omoplate.

Pression = 24.

Volumineuse hernie à droite qui, en août 1900, grossit, donne lieu à quelques vomissements et rentre d'elle-même ensuite. Les ulcères variqueux s'améliorent. Apparaissent des crises convulsives assez fréquentes, tous les quinze jours environ, avec cri initial et perte complète de connaissance. Tremblement généralisé. Chute, teinte pâle puis cyanique, écume à la bouche. Morsures à la langue. Incontinence des urines et des matières.

Phase tonique, puis clonique. Convulsions généralisées. Phase de résolution avec sommeil comateux post-paroxistique et perte du souvenir de tout ce qui s'est passé.

Urines : Léger disque d'albumine.

1ᵉʳ octobre 1902. — Examen des réflexes :

Au membre supérieur, exagérés.

Aux membres inférieurs : Réflexes rotuliens brusques, exagérés à droite, s'accompagnant de contracture des muscles de la cuisse et de tremblement du membre inférieur. Ni flexion, ni extension réelle du gros orteil à l'excitation de la surface plantaire.

Pas de trépidation épileptoïde.

Réflexes cutanés, abdominaux et crémastériens absents. La démarche est à petits pas, légèrement spasmodique. On est frappé par la teinte asphyxique des extrémités supérieures, moins nette aux extrémités inférieures ; elle ne se produit que lorsque le malade est assis.

Pas de troubles psychiques, sauf les crises.

Dans les deux premiers cas nous avons des vertiges simples. Dans le troisième (Obs. V), vertiges avec crises épileptiformes. Dans le quatrième (Obs. VI) véritables crises d'épilesie sénile avec aura, cri initial et coma consécutif à l'accès.

Nous avons insisté sur ces phénomènes de vertiges et volontairement rapproché ces observations pour montrer la gradation insensible qu'il y a entre le vertige simple et l'épilepsie sénile et leur rapport probable commun avec l'artério-sclérose.

De plus, et nous reviendrons sur ce fait au chapitre de la pathogénie, il est intéressant de constater la coexistence de phénomènes évidemment d'origine cérébrale comme les vertiges et les troubles de paraplégie spasmodique.

Démarche. — L'étude des troubles de la démarche nous intéresse plus directement. A cette période, le parétique athéromateux n'est pas un impotent. La force musculaire est presque toujours conservée, et la faiblesse des jambes signalée au début dans presque toutes nos observations est une impression plutôt subjective ; l'on est surpris de voir le chemin parcouru par les malades, étant donnée la difficulté apparente de la marche.

Dans l'observation suivante, ce contraste entre la faiblesse accusée par le malade et l'intégrité de la force musculaire est frappant.

OBSERVATION VII

Hospice du Perron, service de M. Pic, salle Jacquard, n° 13.

Résumé : *Alcoolisme. — Parésie spasmodique. — Athérome
probable. — Traumatisme très ancien de la colonne.*

H. L., né le 2 août 1819 — Mort le 11 avril 1899. — Quatre-
vingts ans.

Rien de particulier dans les antécédents héréditaires.

Alcoolisme avoué. Chute de cheval au service. Contusion
dorsale ; gêne de la marche consécutive ; disparait sans laisser
de traces. Bonne santé jusqu'à son entrée à l'asile des vieillards de la Charité. Faiblesse des jambes très marquée.

Examen. — Aux membres inférieurs, la force paraît conservée
en ce sens que le malade résiste aux mouvements de flexion et
d'extension provoqués, mais la marche est difficile. La démarche
est assez nettement spasmodique, à petits pas. Les réflexes
patellaires sont brusques. Pas de trépidation épileptoïde. Sensibilité conservée.

Aux membres supérieurs, la force est normale et les réflexes
conservés.

Au cœur, tendance à l'égalisation des deux bruits. Bruits très
lointains

Radiales indurées. Pouls régulier.

Le malade qui présente depuis quelque temps une escharre
sacrée et va toujours en s'affaiblissant, meurt le 11 avril 1899.

Autopsie. — Cœur gros : 340 grammes. Myocarde jaune avec
adipose du tissu sous-épicardique. A l'épreuve de l'eau, légères
insuffisances aortique et mitrale. Sygmoïdes épaissies ; végéta-
tions anciennes et récentes. Athérome au début de l'aorte et au
niveau des coronaires.

Aux poumons : aux deux sommets, induration avec tubercules
crétacés. Emphysème des bords antérieurs.

Aux reins : congestion.

Moelle. — Point ramolli au niveau de la partie moyenne de la région lombaire. Pas d'examen du cerveau.

En résumé : Endocardite ancienne. Tuberculose ancienne. Ramollissement médullaire par athérome.

Les caractères de la démarche sont les suivants :

Le plus souvent, le malade s'avance, avec ou sans l'aide d'une canne, à petits pas, traînant les pieds qui semblent alourdis et avoir peine à se détacher du sol.

Les deux pas sont égaux dans la majorité des cas, mais dans certains autres la parésie paraît plus accentuée d'un côté. Il semble qu'il y ait alors combinaison de la marche à petits pas et de la démarche en fauchant de l'hémiplégique.

Nous en avons un exemple dans l'observation IV.

Même à cette période la démarche présente déjà un caractère légèrement spasmodique. Les jambes sont raides et, quoique alourdies, se remuent d'une pièce.

Il en résulte une maladresse, un manque de rapidité dans les mouvements qui donnent en certains cas au malade l'aspect d'un ataxique. Ce fait est surtout frappant quand on lui dit de se retourner pour revenir à son point de départ.

Cette raideur et cette maladresse déterminent en s'accentuant, un certain degré d'impotence. Le malade se sert alors de canne ; il s'avance le dos voûté ; le corps déjeté en avant, fixant des yeux le point qu'il veut atteindre.

Dans un cas analogue, cet aspect particulier joint à l'attitude soudée du malade avait fait penser à une maladie de Parkinson.

Il n'y avait d'ailleurs ni tremblement, ni rétropulsion.

Voici cette observation :

OBSERVATION VIII

Hospice du Perron, service de M. Pic, salle Jacquard
Lit n° 15.

Résumé : *Parésie spasmodique des athéromateux du type pseudo-parkinsonien. Autopsie incomplète.*

Rien de particulier dans les antécédents héréditaires.

Personnellement : pas d'alcoolisme, de syphilis, ni d'ictus. Plusieurs stages dans les hôpitaux pour son oppression.

A l'examen, le malade a la parole mal scandée. Ce trouble peut s'expliquer par le manque de dents ; il présente dans ses mouvements volontaires un peu d'incertitude. La commissure labiale droite est un peu abaissée sans autre modification à la face.

Cœur. — rien d'anormal, radiales un peu dures.

Poumon. — Signes d'emphysème.

Les réflexes sont exagérés à droite au membre supérieur et inférieur, pas de trépidation.

Un peu de raideur de tous les mouvements, sans diminution de la force musculaire aux membres inférieurs. La démarche à petits pas en attitude soudée rappelle celle du Parkinsonien. Pas de tremblement ni de rétropulsion.

L'état cérébral du malade va s'amoindrissant.

4 août 1902 : le malade qui présente, depuis longtemps, de la bronchite diffuse accuse une dyspnée intense. Arythmie cardiaque. Adynamieprononcée. Le malade meurt dans la nuit.

Autopsie.— Pratiquée trente heures après la mort Adhérences pleurales et cicatricielles. Lésions de broncho-pneumonie disséminées. Adhérences intestinales et épiploïques. Reins scléreux

Diminution considérable de la substance corticale. Capsule très adhérente.

Encéphale. Tronc basilaire très athéromateux.

Le cerveau putréfié n'a pas été examiné.

Cette raideur peut s'exagérer ; l'impotence augmente parallèlement ; le malade se sert de deux cannes, puis de béquilles, enfin, la démarche devient impossible et au tableau de la parésie spasmodique succède celui de la paraplégie spasmodique.

Nous avons alors l'aspect suivant : au repos, contracture très accentuée, les jambes le plus souvent en flexion. Le fait de poser le pied par terre détermine un tremblement assez rapide et de grande amplitude, sorte de trépidation épileptoïde, et nous avons presque l'aspect décrit par Demange en 1885, sous le nom de *contracture tabétique progressive*.

L'observation suivante se rapproche de ce type.

OBSERVATION IX

Hospice du Perron. Service de M. Pic. Salle Sainte-Marguerite.
Lit n° 9.

Parésie spasmodique des athéromateux avec contracture et rire et pleurer spasmodiques. — Néphrite interstitielle légère sans hypertrophie du cœur.

G. B.., né le 12 octobre 1823. Entré le 2 juillet 1902, âgé de soixante dix neuf ans.

Rien à noter dans les antécédents héréditaires.

Personnellement, bonne santé jusqu'à il y a deux ans. Depuis cette époque, il constate une faiblesse des jambes considérable, plus accentuée du côté gauche.

Cette faiblesse va s'augmentant progressivement et aboutit aujourd'hui à une impotence presque complète.

A l'examen, on se trouve en présence d'un beau vieillard constamment assis sur un fauteuil.

A la face, un examen soigneux montre une légère asymétrie. La lèvre inférieure semble plus tirée à droite ; sillon naso génien plus accentué que du côté opposé ; pupille plus dilatée et fente palpéprale plus étroite à droite.

Léger tremblement de la langue. Pas d'hémiatrophie.

Rigidité des membres supérieurs et inférieurs. Lorsqu'on vient à vaincre cette rigidité en attirant ailleurs l'attention du malade, on constate une exagération nette des réflexes rotuliens qui sont brusques.

Il n'y a pas de trépidation épileptoïde. L'excitation de la surface plantaire ne détermine ni flexion ni extension.

La marche est très difficile. Le malade a le dos voûté, il se penche du côté gauche et marche à très petit petits pas.

Pas de troubles de la sensibilité ni d'exagération des réflexes aux membres supérieurs.

Rien aux organes splanchniques.

Au poumon, légers signes d'emphysème. Artères superficielles légèrement athéromateuses. Temporales un peu sinueuses. Radiales sinueuses et dures. Pouls régulier, plein, non dépressible.

Pression $= 22$. Le signe de Friedmann est positif. Le maximum des bruits aortiques est abaissé et correspond à l'horizontale passant par la sixième apophyse dorsale.

Urines claires. Léger disque d'albumine. Phosphates assez abondants. Pas de cylindres, pas de sucre.

Le psychisme du malade est à peu près intact. Conservation de l'intelligence. Diminution de la mémoire, mais rire et pleurer spasmodiques très nets.

Novembre 1902. — Le malade a évolué depuis le mois de juillet. La marche difficile est devenue impossible, le pied en se posant à terre est pris d'une véritable contracture et d'un tremblement de faible amplitude.

C'est là, d'ailleurs, la seule observation où nous ayons, sans ictus antérieur, une .contracture suffisante pour déterminer l'impotence absolue du malade.

Est-ce là l'évolution normale de la parésie spasmodique. La contracture terminale est-elle l'aboutissant nécessaire de notre syndrome? Cela est vraisemblable, mais il nous paraît impossible de rien préjuger. Nous verrons, en effet, au chapitre suivant que trop souvent, quelque maladie intercurrente, ictus ou pneumonie, vient modifier l'aspect de notre type clinique ou terminer son évolution.

Nous avons recherché, si, parallèlement à la parésie des membres inférieurs, nous avions, aux membres supérieurs, quelque trouble analogue. Nous n'avons rien trouvé de semblable. Le plus souvent la force est demeurée intacte et égale des deux côtés. Nous avons relevé dans quelques cas un tremblement léger coïncidant avec un peu de maladresse.

L'expérience de Ferrand, qui consiste à faire boutonner au malade son vêtement alternativement par une main, puis par l'autre, n'a pas donné dans ces cas de résultat positif. La maladresse était bilatérale.

OBSERVATION X

Hospice du Perron. service de M. Pic, salle Sainte-Marguerite, lit n° 23.

Athérome généralisé. — Léger degré de parésie spasmodique. Emphysème pulmonaire

Né le 10 septembre 1816. Entré le 14 janvier 1902, âgé de quatre-vingt-six ans.

Antécédents héréditaires. — Rien à signaler.

Antécédents personnels. — Pas de syphilis ni d'alcoolisme. Accès paludéens autrefois.

Le malade porte une hernie inguinale double qui provoque l'impotence et détermine son entrée.

A l'examen, on constate :

A l'appareil respiratoire ; signes d'emphysème.

Au cœur : Pointe difficile à déterminer.

La matité précordiale ne peut être perçue qu'à la percussion superficielle, mais elle se déplace avec les mouvements du malade.

A l'auscultation : Les bruits s'entendent bien à la pointe. Le premier bruit est éclatant. Pas de clangor. La crosse n'est pas sensible.

Les carotides et les sous-clavières sont athéromateuses. Les temporales sont un peu flexueuses. Les radiales sont un peu indurées et flexueuses.

Légère cyanose des extrémités, plus accusée du côté droit.

Les veines du cou ne sont pas gonflées. Pas de battements hépatiques. Arc sénile périkératique.

La pression artérielle est de 20.

L'auscultation des bruits du cœur en arrière montre le maximum des bruits aortiques à gauche, au niveau de la sixième apophyse dorsale.

Le malade marche sans canne, le corps penché en avant, à petits pas. Pas de troubles moteurs aux membres inférieurs.

Aux membres supérieurs, léger tremblement des doigts quand on fait étendre les mains.

Pas d'incoordination.

Pas d'asymétrie faciale, mais tremblement de la langue.

Les réflexes tendineux sont exagérés, mais il faut pour le constater attirer ailleurs l'attention du malade.

Ebauche de trépidation.

La recherche du signe de Babinski ne montre ni flexion ni extension du gros orteil.

Etat psychique : Parole lente, pas de rire et pleurer spasmodiques, mais diminution de la mémoire.

Pollakyurie et polyurie, surtout nocturnes.

Les urines sont claires et ne renferment ni sucre ni albumine.

OBSERVATION XI

Hospice du Perron, service de M. Pic, salle Paul Jouve,
lit n° 27.

*Résumé. — Athérome artériel. — Amaurose progressive.
Ebauche de parésie spasmodique.*

Né le 28 avril 1831. Entré le 2 janvier 1899, âgé de soixante
et onze ans,

Rien à noter dans les antécédents héréditaires.

Personnellement. — Ethylisme avoué et tabagisme. Pas de
syphilis. La vue du malade a considérablement diminué depuis
quelques années. Il ne peut plus exercer son métier de veloutier
et c'est ce qui l'amène au Perron.

On ne note pas d'ictus dans ses antécédents.

A l'examen, on constate un léger degré d'asymétrie faciale qui
serait congénital.

Au cœur : Rythme régulier. Deuxième bruit éclatant au
foyer aortique. Les sous-clavières sont légèrement élevées. Les
radiales un peu dures Le maximum des bruits aortiques écouté
dans le dos semble un peu abaissé. La pression, mesurée au
sphygmomanomètre = 24 centimètres.

Au membre supérieur, nous constatons une exagération du
réflexe tricipital. Force musculaire assez bien conservée.

Aux membres inférieurs : Le malade assis ou couché se raidit
et il semble n'avoir aucun réflexe, mais si l'on parvient à vaincre
cette contracture en fléchissant la jambe sur la cuisse, on constate
immédiatement que le réflexe rotulien des deux côtés est notablement exagéré et brusque.

Ebauche de trépidation épileptoïde.

La recherche du signe de Babinski ne donne ni flexion, ni
extension.

Les réflexes cutanés : abdominal et crémastérien sont normaux.

Pas ‘de troubles de la sensibilité.

Démarche ne présente rien d'anormal.

Légère tendance à l'état spasmodique.

Urines claires, pas d'albumine.

Le psychisme paraît intact.

Quel est l'état des réflexes chez le parétique athéromateux ?

Nous avons remesuré dans le tableau synoptique ci-joint l'état des réflexes chez les quinze malades dont les observations figurent dans ce chapitre.

Réflexes tendineux. — Aux membres supérieurs nous avons recherché le réflexe tricipital, celui du long supinateur, en quelques cas le réflexe scapulo huméral. Les résultats ont été le plus souvent concordants pour le même malade et il semble résulter de nos observations que, dans la majorité des cas, douze fois sur quinze, les réflexes tendineux du membre supérieur étaient conservés et égaux des deux côtés.

Aux membres inférieurs. — Nous avons étudié surtout le réflexe achilléen et le réflexe rotulien. Là, les résultats ont été plus intéressants ; dans tous les cas, nous avons trouvé une modification des réflexes. Tantôt c'est l'amplitude qui est exagérée, tantôt c'est la secousse qui est plus brusque. Tantôt, la percussion du tendon, à la main ou avec le marteau, détermine quelques secousses secondaires, ou bien encore une contraction tonique du triceps qui dure quelques secondes.

N° D'ORDRE	RÉFLEXES TENDINEUX		RÉFLEXES CUTANÉS	TRÉPIDATION	RÉFLEXE PLANTAIRE
	MEMBRE SUPÉRIEUR	MEMBRE INFÉRIEUR			
I	Normaux.	Exagérés et brusques.	Normaux	Ebauchée.	En extension.
II	id.	Exagérés.	id.	Pas signalée.	En flexion.
III	id.	Exagérés surtout à droite.	id.	Pas de trépidation.	Extension à droite.
IV	id.	Exagérés des deux cotés.	id.	id.	Ni flexion ni extension.
V	id.	Brusques des deux cotés.	id.	Ébauchée.	id.
VI	Exagérés.	Très exagérés.	Disparus.	Nette.	id.
VII	Normaux.	Brusques.	Normaux.	Pas de trépidation.	Pas recherché.
VIII	Exagérés.	Exagérés.	id.	id.	id.
IX	Normaux.	Brusques.	id.	id.	Ni flexion ni extension.
X	id.	Exagérés.	id.	Ébauchée.	id.
XI	Exagérés	id.	id.	id.	id.
XII	Normaux.	Exagérés surtout à droite.	id.	Très nette surtout à droite.	id.
XIII	id.	Brusques.	id.	Pas de trépidation.	id.
XIV	id.	Exagérés.	id.	id.	id.
XV	id.	id.	id.	Ébauchée.	id.

Le plus souvent, treize fois sur quinze, l'exagération
est bilatérale et égale. Deux fois seulement l'exagération est plus sensible à droite.

Réflexes cutanés. — Nous avons recherché surtout
le réflexe crémastérien et le réflexe abdominal, contrô-
lant les résultats de l'un par ceux de l'autre ; car plusieurs fois la coïncidence d'une grosse hernie ou d'une
hydrocèle rendait illusoire la recherche du réflexe
crémastérien. Sauf dans un cas, les réflexes cutanés
étaient conservés.

Nous avons mis à part la trépidation épileptoïde,
qu'on tend de plus en plus à regarder comme un phénomène pathologique, différent de l'exagération des
réflexes.

De fait, nous trouvons cette dissociation dans plus de
la moitié des cas, puisque sept fois seulement sur
quinze nous avons trouvé le phénomène de la trépidation épileptoïde.

Le signe de Babinski a été recherché à plusieurs
reprises dans presque tous les cas. Nous avons varié
les conditions de l'expérience, excitant comme le
recommande Babinski, tantôt la partie externe, tantôt
la partie interne de la plante, tantôt la portion qui correspond à l'insertion des orteils ; les résultats ont été
les suivants: une fois extension, une fois en flexion,
douze fois ni flexion ni extension. Faut-il voir là, comme
semble le vouloir Babinski, un signe fruste, en rapport
avec un trouble fonctionnel léger du faisceau pyramidal. Il ne nous appartient pas de conclure à cet
égard, cependant il semble résulter de l'examen de
nombreux documents récemment publiés sur ce sujet

que l'excitation plantaire non suivie de flexion ni d'extension doit être plutôt interprétée comme un résultat négatif.

L'état cérébral de nos malades était intéressant à étudier. Nous avons vu plus haut la fréquence des vertiges et la coexistence possible de l'épilepsie sénile.

Dans la majorité des cas, le psychisme de nos malades était à peu près intact. Il y a bien, il est vrai, une diminution progressive de la mémoire, une parésie de l'intelligence, se manifestant par une difficulté de l'association des idées. Mais il semble que la mentalité de notre parétique soit comme ses jambes ; que la faiblesse soit plus apparente que réelle.

Un symptôme intéressant que nous retrouvons dans plusieurs de nos observations, c'est le rire et le pleurer spasmodiques. A la moindre émotion. souvent même, à l'occasion d'une question banale sur l'état de sa santé, on voit le. facies du malade rougir, se contracter, son thorax est secoué de sanglots ou d'éclats de rire. Les secousses vont s'augmentant, puis diminuent et tout rentre dans le calme.

Tel est le tableau présenté par plusieurs de nos malades.

OBSERVATION XII

Hospice du Perron Service de M. Pic. Salle Saint Emile
Lit n° 22.

Résumé. — *Paraplégie spasmodique des athéromateux avec prédominance à gauche ; rire et pleurer spasmodiques — Dilatation de l'estomac; adhérence pylorocystique. — Myocardite.*

Rien à noter dans ses antécédents héréditaires et collatéraux.
Personnellement, pas de syphilis, pas d'alcoolisme. Paludisme en Afrique au moment de son service. Rhumatisme articulaire aigu à l'âge de trente ans. Il aurait présenté aux jambes, il y a dix ans, une éruption qui paraît avoir été de l'eczéma variqueux.

Jamais d'ictus ni de paralysie. Il accuse depuis deux ans une faiblesse progressive des jambes qui le force à venir au Perron.

L'état général somatique du malade est bon, son appétit est excellent.

On constate à l'examen :

Aux membres inférieurs : Coloration foncée, eczéma variqueux.

Les réflexes rotuliens sont exagérés des deux côtés. La trépidation épileptoïde est bilatérale, mais ces deux phénomènes sont plus accentués à gauche qu'à droite. Il en est de même des réflexes tendineux du membre supérieur.

La marche est difficile ; le malade s'avance péniblement, lourdement, sur jambes énormes présentant de l'eczéma variqueux bilatéral, mais la démarche n'est pas nettement spasmodique.

L'excitation de la surface plantaire détermine un mouvement d'ensemble de tout le métacarpe.

Pas de déviation de la face.

Au cœur on note : bruits sourds. Rythme un peu pendulaire. Arythmie ; radiales dures et flexueuses. Pouls un peu bondissant.

Pression = 22 centimètres. Le signe de Friedmann est très net. Le maximum est perçu au niveau de l'apophyse épineuse de la septième dorsale.

Aux poumons : Signes d'emphysème.

Tube digestif. — Le malade signale depuis quelque temps un point douloureux au niveau de la vésicule. De temps à autre quelques vomissements. Pas de clapotage, mais augmentation de l'aire de sonorité de l'estomac.

Les urines, d'odeur ammoniacale et de réaction alcaline, laissent au repos un dépôt abondant. — L'examen microscopique montre des globules de pus. Ni sucre, ni albumine dans l'urine filtrée.

Psychisme fortement atteint. — Le malade présente un trouble profond de son intelligence. Il présente sans raison appréciable des crises de rire et pleurer spasmodiques.

OBSERVATION XIII

Hospice du Perron. — Service de M. Pic. — Salle Jacquard. Lit n° 11.

Résumé : *Athérome. — Vertiges des athéromateux. — Parésie spasmodique des athéromateux. — Bredouillement. — Rire et pleurer spasmodiques.*

B... G..., quatre-vingt deux ans, entré le 21 février 1902.

Rien de particulier dans ses antécédents héréditaires. Dans ses antécédents personnels, nous relevons un léger degré d'éthylisme. Pas de syphilis. Jamais d'ictus. Depuis un an, bourdonnements d'oreilles et vertiges. Légers troubles vésicaux.

Il entre à la Charité à cause de son âge et, de là, au Perron.

A l'entrée, le malade n'accuse aucun trouble fonctionnel, sauf les vertiges signalés plus haut. Les vertiges sont fréquents, de courte durée et, si le malade ne tombe pas, c'est qu'il s'accroche aux objets voisins.

A l'examen, on constate :

Membres inférieurs : Varices superficielles. Œdème malléolaire. Réflexes rotuliens un peu brusques, mais égaux des deux côtés. Pas de clonus de la rotule ni du pied. Pas de troubles de la sensibilité au tact. Le malade se plaint d'une sensation de froid assez intense.

La marche se fait à petit pas.

Les pieds quittent le sol en traînant et le malade les remue avec peine.

La recherche du signe de Babinski ne provoque ni flexion ni extension.

Membres supérieurs : Pas de tremblement. La sensibilité et les réflexes sont normaux. La force est égale des deux côtés. Les extrémités digitales sont élargies et aplaties.

Le foie ne déborde pas les fausses côtes. Les organes génitaux sont normaux. Le réflexe crémastérien est aboli. L'abdomen est souple. La paroi un peu adipeuse.

Au cœur : Matité petite et voilée. Pas de battements épigastriques. On ne sent pas la crosse aortique au-dessus du sternum. La sous-clavière gauche est plus élevée que la droite. Pointe sous le mamelon gauche. On perçoit à l'auscultation, au niveau du deuxième espace intercostal, à gauche du sternum, un bruit qui paraît être un frottement.

Radiales et temporales sinueuses : La pression au sphygmomanomètre est de 26 centimètres. Le maximum des bruits aortiques en arrière paraît abaissé.

L'état psychique du malade paraît assez bon. Les facultés intellectuelles semblent intactes, sauf une diminution de la mémoire, mais ses facultés d'expression paraissent profondément touchées. Il est atteint d'une dysarthrie assez prononcée qui le rend presque inintelligible. De plus, on provoque chez lui assez facilement des accès de rire et pleurer spasmodiques.

Le malade perd ses urines depuis deux ou trois mois, elles sont claires, jaune pâle, sans sucre, ni albumine.

OBSERVATION XIV

Hospice du Perron. Service de M. Pic, salle Jacquard.
Lit n° 22.

Résumé : *Emphysème et tuberculose ancienne — Léger degré de parésie spasmodique. — Ictus léger. — Syndrome glosso-lobio-laryngé consécutif et rire et pleurer spasmodiques. — Mort par broncho-pneumonie.*

G... J., né le 17 juillet 1815. Entré le 4 septembre 1899. Mort le 7 avril 1900, âgé de quatre-vingt-cinq ans.

Rien de particulier à noter dans ses antécédents personnels et héréditaires.

Le malade entre pour son âge. Son état général est excellent ; il ne se plaint que d'un peu de faiblesse des jambes.

A l'examen, on note :

Au cœur : pointe dans le cinquième espace intercostal facilement perçue. Matité conservée. Auscultation : Rien de spécial, ni clangor, ni galop. Radiales et temporales sinueuses et dures. Pouls normal.

Au poumon : Quelques signes d'induration.

Aux membres : La sensibilité paraît intacte.

Au membre supérieur : Les réflexes sont à peu près normaux.

Aux membres inférieurs : Réflexes patellaires exagérés. On ne peut provoquer de trépidation épileptoïde. La marche se fait à petits pas sans que le pied quitte le sol, la jambe gauche traînant plus que la droite. Cette démarche n'a rien de spasmodique.

L'état cérébral du malade paraît diminué. Tendance au rire et pleurer spasmodiques.

Urines : Disque épais d'albumine.

14 mars 1900. — Le matin au réveil le malade s'aperçoit d'une

gêne fonctionnelle plus prononcée, de troubles de la parole et de la déglutition.

Il se tient debout mais ne peut avancer, ses essais de marche aboutissent à un simple piétinement sur place. Examiné au lit, il ne présente pas de paralysie véritable, mais une simple parésie.

Réflexes rotuliens exagérés des deux côtés, surtout à gauche. Trépidation épileptoïde des deux côtés.

Aux membres supérieurs : Réflexes tendineux normaux à gauche, affaiblis à droite. Parésie de ce même côté plus accentuée qu'à gauche.

Asymétrie faciale considérable.

Déviation des traits à gauche.

Le malade peut bien remuer les lèvres ; faire la moue. La langue semble un peu déviée à droite. Luette notablement plus rapprochée du pilier droit que du gauche.

Déglutition difficile surtout pour les liquides. Fausses routes assez fréquentes du bol alimentaire. Dysarthrie très accentuée rendant inintelligible la parole du malade. Rire et pleurer spasmodiques.

Mort par broncho-pneumonie.

Autopsie, 7 avril 1900.

Encéphale : Nombreuses adhérences des méninges à la calotte cranienne, qu'il est difficile de rompre régulièrement sans léser le cortex.

Artères de la base très athéromateuses.

Les deux sylviennes sont rétrécies en de nombreux endroits sans que l'on puisse trouver aucun point oblitéré.

Cerveau : Pas de lésion corticale ni d'un côté ni de l'autre.

Hémisphère droit : sur une coupe de Déjerine nous notons plusieurs foyers de désintégration lacunaire au niveau des noyaux de la base.

Couche optique : Un foyer du volume d'un petit haricot dans sa partie externe, au niveau de la capsule interne.

Noyau lenticulaire : Quatre foyers principaux ; un en contact avec le bras antérieur de la capsule interne. Deux sur le bord externe contre l'avant-mur, deux plus petits au centre. Presque tout le bras postérieur de la capsule interne est diffluent, ramolli, n'offrant pas son ordinaire consistance.

Hémisphère gauche : Coupe de Déjerine. Rien dans le noyau caudé et la couche optique. Dans le noyau lenticulaire, foyer étendu de désintégration lacunaire.

En outre, sur une coupe frontale on découvre un point de désintégration de la dimension d'un haricot, dans la substance blanche, au-dessus du noyau caudé, sur le trajet des fibres qui s'élèvent de ce noyau aux circonvolutions rolandiques.

Protubérance :

En pleine protubérance dans la moitié gauche de la coupe, foyer lacunaire de la grosseur d'une tête d'épingle.

Cervelet. Moelle : Rien mascroscopiquement.

Cœur : Athérome de la valve antérieure de la mitrale avec rétraction légère de cette valve.

Athérome de l'aorte sans insuffisance. Coronaires athéromateuses, mais perméables. Artères radiales scléreuses.

Poumons : Tuberculose ancienne avec emphysème des bords antérieurs. Broncho-pneumonie de la base droite.

Reins : Petits, granuleux, nombreux petits kystes. Capsules adhérentes. Cortex diminué d'épaisseur. Rate petite et scléreuse.

En résumé : Tuberculose fibreuse des deux sommets. Emphysème. Athérome. Foyers de désintégration lacunaire multiples au niveau des noyaux gris centraux des deux côtés.

Ces observations sont à rapprocher de celles de Ferrand qui présentent le même aspect et surtout de celle présentée par MM. Dupré et Devaux à la Société de neurologie en 1901.

L'histoire du malade est analogue, analogues aussi sont les lésions constatées à l'autopsie dans l'observation XIV.

Ce syndrome si particulier du rire et pleurer spasmodiques ne contribue pas peu à donner à notre malade cet aspect si spécial de démence plus apparente que réelle, état que nous ne saurions mieux définir qu'en reprenant les propres expressions de MM. Dupré et Devaux qui, à propos de l'observation rappelée plus haut, insistent « sur ce contraste entre l'intégrité relative des facultés mentales et la perturbation profonde des facultés d'expression, contraste qui s'explique par le siège des grosses lésions qui, respectant l'écorce, intéressent surtout les faisceaux de projection mimique [1] ».

Toutefois, dans un petit nombre d'observations, il nous a été donné de rencontrer un degré léger de confusion mentale et, dans un cas, un de nos parétiques a versé insensiblement dans la démence sénile.

OBSERVATION XV

Hospice du Perron. Service de M. Pic. Salle Paul Jouve, n° 14.

Résumé. — *Athérome, parésie spasmodique des athéromateux. — Démence sénile.*

G. J..., né le 5 août 1823, entré le 6 juillet 1900, soixante-dix-neuf ans.

Rien à signaler dans les antécédents héréditaires. — Personnellement, perte progressive de la mémoire, renseignements très incomplets. On note à l'examen :

Au cœur : Bruits sourds à la pointe. Clangor du deuxième bruit au foyer aortique. Pouls fort. Radiales sinueuses et dures. Tension : 23 centimètres.

Aux poumons : Signes d'emphysème. Réflexes rotuliens exa-

[1] Dupré et Devaux. Communication à la Société de Neurologie, 2 juillet 1901.

gérés, surtout à gauche. Clonus de la rotule. Exagération du réflexe du tendon d'Achille. Démarche à petits pas, un peu raide. Pas de paralysies oculaires.

Au mois d'octobre 1902. — Le malade, dont les troubles de parésie spasmodique sont restés stationnaires, a présenté une aggravation progressive de ses troubles psychiques.

Il verse complètement dans la démence sénile, et son examen est actuellement rendu impossible de ce fait.

Phonation. — Les troubles de la phonation sont les suivants. Jamais d'aphasie nette et complète, sauf dans un cas que nous verrons au chapitre suivant et dans lequel un ictus était venu modifier l'évolution normale du type ; dans la majorité des cas, la voix est lente, monotone, légèrement traînante.

Dans plusieurs observations nous avons noté un bredouillement intermittent. Chez un de nos malades (obs. XIII), la dysarthrie était nettement constituée au point de vue de rendre la parole presque inintelligible.

Autres appareils.

Du côté des autres appareils nous notons quelques signes d'insuffisance des autres organes : « L'homme qui vieillit meurt en détail, a dit Bichat, ses fonctions extérieures finissent les unes après les autres. » Dans le cas qui nous occupe, l'axe encéphalo-médullaire est le plus malade ; mais le reste de l'organisme est loin de suffire à sa tâche. Ce serait méconnaître les lois élémentaires de la clinique que de ne pas le signaler.

Au cœur, le syndrome central de l'artério-sclérose est presque toujours au moins ébauché. Du côté des organes des sens, nous avons fréquemment des troubles de la vision ou de la surdité, conséquence d'une otite scléreuse.

Dans la plupart de nos cas, on signale au moins une fois, au cours de l'évolution de la parésie, un léger disque d'albumine dans l'urine. Le temps nous a manqué pour rechercher chez tous nos malades l'insuffisance rénale au moyen des méthodes cliniques nouvelles. Il nous semble pourtant possible de l'affirmer dans un grand nombre de cas. Nous reviendrons sur cette notion au chapitre de la pathogénie.

En résumé, la parésie spasmodique des athéromateux semble avoir un début progressif : le malade accuse d'abord de la faiblesse des membres inférieurs ; la démarche se fait à petits pas. Elle devient de plus en plus spasmodique et l'impotence du malade augmente parallèlement ; la parésie devient alors paraplégie spasmodique. La contracture complète est exceptionnelle. La force semble conservée au membre supérieur ; on note seulement un peu de maladresse et quelquefois du tremblement. Les réflexes tendineux sont exagérés aux membres inférieurs, conservés aux membres supérieurs. Les réflexes cutanés sont conservés le plus souvent intacts. La trépidation épileptoïde existe à l'état d'ébauche. L'excitation de la surface plantaire ne détermine ni flexion ni extension.

Le psychisme du malade est relativement conservé. Rire et pleurs spasmodiques. Dysarthrie dans certains cas.

Sclérose et insuffisance des autres organes et en particulier du rein.

Tel est, en somme, le type clinique qui paraît résulter de la synthèse de ces quinze observations.

CHAPITRE II

ÉVOLUTION

Que devient le parétique athéromateux ?

L'évolution de la parésie spasmodique des athéromateux est lente. Parmi les malades que nous avons observés, il en est qui sont depuis dix ans à l'hospice et
dont l'aspect ne s'est pas sensiblement modifié.

Rarement le procesus a présenté des rémissions. La
machine humaine est usée, les lésions définitives, la
réparation impossible. Aux symptômes du début : faiblesse des jambes, exagération des réflexes et vertiges,
d'autres sont venus s'ajouter : rires et pleurs spasmodiques : dysarthrie.

D'autre fois, si rien ne vient troubler son évolution,
la contracture augmente et devient permanente ; le
parétique devient un paraplégique ou bien l'intelligence progressivement diminuée peut complètement
s'éteindre et le malade verse dans la démence sénile.
L'incontinence des urines et des matières peut aussi
survenir : notre malade devient un gâteux. Mais cette
évolution progressive est en somme l'exception ; nous
ne l'avons rencontrée que dans un petit nombre de cas.

Le plus souvent, le cours de la parésie spasmodique

est interrompu par quelque accident qui vient modifier son aspect. Cet accident, c'est *l'ictus.*

Plusieurs fois, au cours de leur séjour à l'hospice ou avant leur admission, nos malades ont présenté un ou plusieurs ictus successifs accompagnés d'hémiplégie.

Tantôt c'est l'ictus lacunaire avec hémiplégie consécutive et amélioration progressive dans les jours suivants. (voir Obs. XVI.)

Tantôt c'est l'aspect banal de l'hémiplégie consécutive à une hémorragie ou à un ramollissement car, ainsi que l'a démontré Ferrand, le lacunaire serait plus qu'un autre, un prédisposé à l'hémorragie cérébrale. Rien dans nos observations ne nous autorise toutefois à infirmer ou confirmer cette fréquence de l'hémorragie chez le lacunaire. Pour notre part, nous ne l'avons jamais observée.

Souvent aussi, nous avons plusieurs ictus successifs plus ou moins espacés. Dans l'observation XVI nous en avons deux ; dans la suivante, trois.

OBSERVATION XVI

Hospice du Perron. Service de M. Pic. Salle Jacquard.
Lit n° 6.

Résumé et diagnostic. — Paraplégie spasmodique des athéromateux à début par ictus. — Syndrome pseudo-bulbaire avec rire et pleurer spsasmodiques. — Lésions de désintégration lacunaire bilatérales.

Entré le 12 décembre 1898, cinquante-huit ans. Mort 27 juillet 1899.

Rien de particulier dans les antécédents héréditaires.

Antécédents personnels. — Pas de syphilis ni d'alcoolisme. Bonne santé jusqu'à il y a six ans. A ce moment et sans prodromes est survenue une attaque accompagnée d'hémiplégie gauche, occupant bras et jambes, respectant la face. L'hémiplégie diminue peu à peu, le malade reprend l'usage de ses membres.

Six mois après, seconde attaque sans nouvelle paralysie. La parole déjà difficile devient plus confuse encore. Le caractère du malade s'assombrit. Il devient taciturne.

A l'entrée, le malade paraît sombre. Si l'on essaie de l'interroger, il se met à pleurer ou bien à rire sans motifs. La parole est confuse, bredouillante, les mots mal scandés, les syllabes indistinctes. Pas de tremblement des lèvres. Mais lorsqu'on fait tirer la langue, on constate qu'elle est animée d'un léger tremblement et d'un mouvement de va-et-vient antéro-postérieur continuel.

Pas de tremblement fibrillaire.

Pharynx. — Déglutitions hâtives et involontaires. La commissure labiale gauche paraît plus élevée que la droite. Il fait plus difficilement des grimaces avec le côté gauche de la face qu'avec le côté droit.

Léger degré de ptosis de la paupière supérieure gauche.

Membres supérieurs. — Force un peu diminuée à gauche. Pas de troubles de la sensibilité. On ne parvient pas à provoquer les réflexes. Léger degré d'incoordination dans les mouvements. Pas de tremblement bien accusé.

Membres inférieurs. — Diminution légère de la force surtout à gauche. La démarche est très nettement spasmodique. Elle se fait à petits pas, les pieds traînant sur le sol, la jambe gauche fauchant. Le réflexe rotulien est très exagéré à gauche. Le réflexe plantaire est très accusé, mais en flexion. Pas de troubles de sensibilité.

L'intelligence paraît conservée. La mémoire n'est pas très sensiblement diminuée. Ni cécité, ni surdité verbales. Crises de rire et de pleurer spasmodiques.

Au cœur : Pointe difficile à percevoir, bruit de galop intermittent. Le deuxième bruit est clangoreux. Hypertension artérielle.

Urines : 2 litres. Disque net d'albumine dense mais peu épais, dépôt d'urates. Pas de sucre.

26 juillet 1899. — Le malade entré à l'infirmerie pour broncho-pneumonie grippale est mort après trois jours de maladie.

Autopsie. — Cerveau. On fait une coupe horizontale au tiers supérieur de la couche optique. A droite, noyau lenticulaire parsemé de points ramollis, grosse lacune dans la couche optique. Rien à la capsule.

A gauche, foyer de désintégration lacunaire au niveau du genou de la capsule, foyer thalamique et lenticulaire.

Moelle : Examen rendu difficile par suite de l'altération résultant de l'état élevé de la température. Sclérose des faisceaux pyramidaux, surtout à droite.

Cœur : Volume un peu augmenté. Ventricule gauche un peu hypertrophié, myocarde flasque. Pas de rétrécissement ni d'insuffisance des orifices. Athérome de la région sus-aortique. Les radiales ont perdu leur souplesse, mais pas de plaques athéromateuses. Coronaires indemnes, athérome prononcé des artères de la base du cerveau.

Foie : Rien d'anormal.

Rate : Egalement scléreuse.

Rein : Altérations égales des deux côtés. Volume normal, mais substance corticale diminuée d'étendue. Surface externe granuleuse parsemée de kystes du volume d'un pois à celui d'un grain de raisin.

Congestion des deux poumons. Le parenchyme ne flotte pas et la section fait apparaître quelques bronches avec du muco-pus.

En résumé : Artério-sclérose. Néphrite interstitielle. Athérome cérébral. Lacunes de désintégration bilatérales au niveau des noyaux optostriés, de la capsule interne et du faisceau généculé gauche, ayant entraîné la production du syndrome glosso-labio-laryngé associé au rire et pleurer spasmodiques. Mort par broncho-pneumonie intercurrente.

OBSERVATION XVII

Hospice du Perron. Service de M. Pic. Salle Jacquart, lit n° 25.

Athérome d'origine probablement alcoolique. — Parésies du type pseudo-bulbaire dues à la présence de lacunes de désintégration bilatérale. — Rires et pleurs spasmodiques.

M. V..., âgé de soixante-cinq ans, mort le 2 décembre 1899.

Rien à signaler dans les antécédents héréditaires, sauf la mère morte d'un ictus apoplectique.

Personnellement : Pas de syphilis, mais alcoolisme nettement caractérisé (vin et liqueur).

En 1894, un ictus fruste qui lui laisse bredouillement et bégaiement, mais rien aux membres.

En 1896, deuxième ictus franc et complet ; perte durable de connaissance et hémiplégie gauche consécutive.

En 1897, troisième ictus qui accentue les troubles de la parole et apporte un peu de parésie du côté droit.

Le malade présente des traces de son hémiplégie gauche. Les mouvements sont un peu raides de ce côté, mais on ne trouve pas de vraies contractures. Masses musculaires un peu flasques. Pas d'atrophie à la mensuration. Réflexes exagérés aux membres supérieurs et inférieurs. Le signe de Babinski est peu net. Cependant, le gros orteil semble se mettre en flexion. Trépidation épileptoïde des deux côtés.

A droite, légère exagération du réflexe rotulien. Le malade a conservé toutes ses fonctions intellectuelles ; il ne peut articuler que quelques mots à voix basse. Il n'a pas d'aphasie de réception et comprend tout ce qu'on lui dit. Il lit parfaitement et ne semble pas avoir d'aphasie de transmission. Il écrit bien ce qu'on lui dicte, copie exactement ce qu'il voit. Il se rappelle le nom de tous les objets usuels. Ecriture un peu tremblée.

Le malade ne peut articuler que quelques mots à voix basse

et bien difficilement. Il semble se souvenir de la façon dont on doit articuler et ne pouvoir le faire. Le malade est impressionnable et, pendant l'examen, se met à pleurer sans raison.

Cœur : pointe dans le cinquième espace. Rien à l'auscultation.

Radiales dures. Poumon, rien d'anormal.

Foie, pas diminué de volume.

Urines, rien.

Juillet 1899. — L'état mental du malade est un peu ramolli. Il pleure parfois à chaudes larmes d'une façon spasmodique. Marche difficile. Trépidation violente quand il est debout. Quand on le soutient, la marche se fait à petits pas.

Le malade présente des signes de broncho-pneumonie qui évoluent avec quelques rémissions. Il meurt le 2 novembre.

Autopsie. — Appareil pulmonaire. Epanchement pleural bilatéral d'environ 500 grammes. Adhérences au sommet droit. Tubercule cicatrisé à ce niveau. Œdème pulmonaire du même côté. Congestion aux deux bases.

Cœur gros, athérome à l'orifice aortique, mais pas d'insuffisance.

Insuffisance légère des orifices auriculo-ventriculaires.

Rate congestionnée. Infarctus.

Rein gauche, 130 grammes.

Rein droit, 160 grammes.

Congestion assez intense. Cicatrices. Infarctus ancien, à droite et à gauche.

Foie : Tendance à l'apparence muscade.

Moelle : Sclérose très nette du faisceau pyramidal latéral gauche. Lésion bien systématisé à l'œil nu.

Cerveau : hémisphère droit : Foyers de désintégration lacunaire.

1° Au niveau de la portion antérieure du noyau lenticulaire, ce foyer empiétant sur le segment antérieur de la capsule.

2° Au niveau de la portion postérieure du noyau lenticulaire, quelques petits foyers,

3° Un foyer dans la région centrale des couches optiques.

Hémisphère gauche : Lésions à peu près symétriques, mais un peu plus étendues. Le noyau lenticulaire est criblé dans toute son étendue de petits foyers miliaires n'empiétant pas sur la capsule interne.

Deux ou trois foyers disséminés dans la couche optique.

Le segment postérieur de la capsule interne présente quelques foyers à sa partie moyenne.

Le début par ictus nous rapproche dans ces deux cas du tableau clinique décrit par Ferrand. L'autopsie montre en effet des lésions nettes et bilatérales de désintégration lacunaire.

Mais dans ces deux cas les malades ont conservé jusqu'à la fin leur aspect de paraplégiques spasmodiques et les ictus successifs n'ont pas profondément modifié le type.

Dans l'observation XIV que nous avons citée au chapitre précédent à propos du rire et pleurer spasmodiques, nous trouvons au cours d'une parésie spasmodique un ictus ébauché suivi d'une modification profonde de l'état du malade. Celui-ci se réveille un matin en accusant une augmentation de sa paralysie des membres inférieurs, mais surtout une gêne de la parole et de la déglutition qui va s'augmentant et donne, au bout de quelques jours, le tableau complet de la paralysie glosso-labio-laryngée d'origine cérébrale.

Dans l'observation suivante nous avons une évolution analogue interrompue par la mort violente du malade.

OBSERVATION XVIII

Hospice du Perron, Service de M. Pic.
Salle Jacquard, lit n° 6.

Paraplégie spasmodique avec prédominance à droite, consécu-
tive à un ictus ébauché. Syndrome glosso-labio-laryngé
d'origine cérébrale. Mort par suicide. Lésions bilatérales
de désintégration lacunaire,

P. A.. , entré le 23 août 1898. Mort le 19 juin 1899 à l'âge de
soixante-quatre ans.

Rien à signaler dans les antécédents héréditaires.

Dans les antécédents personnels du malade on ne relève pas
de syphilis.

Alcoolisme avoué (vin et eau-de-vie). Jamais d'absinthe. En
octobre 1897, à une date imprécise, le malade qui se trouvait
dans la rue fut pris d'une extinction de voix. C'est le seul phénomène qu'il remarque. Il ne perdit pas connaissance, ne fut
pas paralysé et put rentrer seul chez lui. En y arrivant, il se cou-
cha et fut pris aussitôt de sueurs abondantes.

A aucun moment il ne fut paralysé du bras ou de la jambe.

Soigné à l'hôpital, il entra ensuite au Perron.

Etat actuel. — Face : Le pli naso-génien est effacé, la commissure abaissée, la langue déviée à droite. Le malade ne peut siffler.
Le voile du palais fonctionne bien.

Membre supérieur. — La force est considérablement diminuée.
La main serre sans énergie, mouvements faciles. Pas d'exagération des réflexes. Légère atrophie de l'avant-bras droit.

Membre inférieur. — Réflexes patellaires sont un peu brusques, mais plus exagérés à droite qu'à gauche. Pas de trépidation
épileptoïde. Réflexe plantaire ni flexion, ni extension.

Atrophie légère de la cuisse droite. Pas d'aphasie. Le malade
trouve bien ses mots, mais il présente de la dysarthrie et il

bredouille en les prononçant et est très souvent obligé de reprendre haleine.

Troubles de la déglutition, marqués seulement pour les solides. Pas de retour de liquide par le nez.

Quelques râles au poumon.

Pas de sucre ni d'albumine.

14 juin 1899. — Frissons, douleurs vagues. Température atteignant 40 degrés Quelques râles au poumon, La température redevient normale. L'état général baisse. Le malade maigrit. Le sillon naso-génien s'accentue. L'orbiculaire des lèvres a sa tonicité diminuée. Le malade fume sa pipe à droite. Voix monotone et sourde, voile du palais flasque. Langue atrophiée, sillons longitudinaux. Troubles considérables de la déglutition.

19 juin. — Le malade s'est pendu à 9 heures du matin. Il avait depuis quelques semaines des accès de suffocation et souffrait beaucoup. Rien ne faisait prévoir une fin tragique.

Le malade s'est pendu à la corde de son lit. Dix minutes après la sœur a coupé la corde. Les soins énergiques prodigués à ce moment n'ont pu ramener le malade à la vie.

Autopsie, 20 juin. — Adhérences pleurales. Abcès du poumon. Congestion avec œdème des bases.

Cœur dur. — valvules insuffisantes, quelques plaques athéromateuses, à la naissance de l'aorte.

Reins violacés, peut-être un peu décomposés, néanmoins, il paraissent atteints de néphrite épithéliale.

Moelle. — Rien d'anormal à la coupe, pas de différence entre les deux hémisections, chapelet athéromateux des artères de la base.

Le système central présente :

Hémisphère droit : trois points de désintégration lacunaire.

1° au centre de la couche optique.

2° au noyau lenticulaire.

3° au noyau caudé (le plus étendu).

Hémisphère gauche : Grosse lacune de désintégration ayant envahi presque complètement le noyau caudé, empiétant légèrement sur la capsule interne à la partie antérieure.

Un point de peu d'étendue dans la couche optique.

Comment meurt le parétique athéromateux.

Dans les 7 observations avec autopsie que nous avons rapportées, nous trouvons 5 fois la terminaison par une affection pulmonaire intercurrente.

1 fois la mort violente.

1 fois seulement par affaiblissement progressif et infection consécutive à une escharre sacrée.

Il est donc exceptionnel de voir évoluer jusqu'au bout la parésie spasmodique : la terminaison par une affection aiguë de l'appareil respiratoire semble être la plus fréquente.

Il ne faudrait pas conclure de là que le parétique athéromateux soit, du fait de son affection, plus spécialement prédisposé à la pneumonie. Mais il est un vieillard, immobilisé de temps à autre par son affection et par conséquent plus réceptif. De plus, son séjour à l'hospice l'expose à des chances d'infection au moment des épidémies de broncho-pneumonie ou de pneumonie qui surviennent presque fatalement, chaque année, à époque fixe, dans toute agglomération de vieillards.

La pneumonie présente chez nos parétiques les caractères qu'elle affecte généralement chez le vieillard. Ce n'est pas l'affection avec début brusque, puis ascension rapide de la température que l'on observe généralement chez l'adulte bien portant. C'est une forme torpide, quelquefois apyrétique sans cycle bien défini ni signes stéthoscopiques bien nets, qui poursuit son évolution jusqu'à ce que l'organisme épuisé cède et meure.

En somme, nous pouvons résumer l'évolution de la parésie spasmodique en quelques mots.

La contracture augmente, le malade devient impotent. Il tombe progressivement dans le gâtisme ou la démence sénile, finit dans la cachexie.

Un ictus léger, suivi ou non d'hémiplégie, survient au début ou au cours de son affection sans déterminer de troubles paralytiques profonds, et le malade présente alors le type des hémiplégiques lacunaires de Ferrand, ou bien encore, la paralysie glossolabiolaryngée, d'origine cérébrale, modifie l'aspect et précipite l'évolution de l'affection.

La terminaison par une affection intercurrente, et le plus souvent par la pneumonie, semble être la règle.

IV

ANATOMIE PATHOLOGIQUE

L'anatomie pathologique du parétique athéromateux, nous le verrons dans un instant, se confond dans bien des cas avec celle du lacunaire, et les travaux de Marie et de Ferrand sur les lacunes de désintégration sont trop complets et trop récents pour que nous essayons d'apporter à l'étude de ce sujet autre chose qu'une modeste contribution.

Néanmoins, quoique nous nous proposions de faire surtout œuvre clinique, il nous a paru nécessaire d'exposer ici le résultat des 7 autopsies de parétiques athéromateux pratiquées au Perron pendant ces trois dernières années, et ayant trait à des malades dont les observations sont rapportées plus haut.

L'examen a porté essentiellement sur l'encéphale et sur la moelle, le cœur et les autres organes le plus fréquemment atteints par le processus artério-scléreux.

Encéphale. — On constate d'abord, dans la grande majorité des cas, un épaississement assez marqué de la dure-mère avec adhérence fréquente de la calotte cranienne.

La substance grise paraît atrophiée.Les circonvolu-

tions sont moins nettement accusées que normalement.
Les artères de la base présentent toujours de l'athérome.
Tantôt l'hexagone de Willis est seul intéressé par le
processus, tantôt les branches qui s'en détachent, et la
sylvienne, en particulier, présentent l'aspect athéromateux sur la plus grande portion de leur longueur. La
lumière du vaisseau est rétrécie, jamais complètement
oblitérée.

La coupe de Déjerine est pratiquée dans tous les cas
et nous constatons une augmentation de la dimension
des ventricules, et la présence constante de lacunes de
désintégration du niveau des noyaux de la base. Mieux
qu'une autre, cette coupe se prête à l'étude de cette
lésion, parce qu'elle sectionne les vaisseaux perpendicu-
lairement à leur direction et que la lacune est une lésion
vasculaire et périvasculaire.

De coloration grise ou légèrement rougeâtre, suivant
son degré d'ancienneté, la lacune présente de grandes
variétés de formes et de dimensions.

Elle se présente le plus souvent comme une cavité
anfractueuse ; à bords déchirés et de forme plutôt circulaire. Elle peut présenter des parois lisses, et affecter,
comme dans un de nos cas (voir dessin n° 1), la forme
linéaire.

A peine visible à l'œil nu au début, elle peut arriver
à intéresser une grande partie des noyaux de la
base.

Nous avons dit, par ailleurs, que la lacune était une
lésion périvasculaire, qu'elle représentait au cerveau la
lésion type de l'artério-sclérose ; nous n'insisterons pas
davantage sur ce sujet et ne dirons rien de plus sur

l'histologie et l'évolution de la lacune, renvoyant pour cela aux publications rapportées plus haut.

Quant à la répartition des lacunes dans les cas que nous avons eu à examiner, nous dirons brièvement que, par ordre de fréquence, les portions de l'encéphale intéressées par le processus sont : le noyau lenticulaire, la couche optique, le noyau caudé, la protubérance. Fréquentes aussi sont les lésions de la substance blanche, et en particulier, de la capsule interne, soit que le processus lacunaire ait débuté par là, soit que la lésion se soit étendue d'un des noyaux gris à la substance blanche.

Nous avons reporté sur les dessins ci-joints, les lésions constatées au cours de cinq de nos autopsies.

La première coupe seule (Obs. I) se rapporte à un type clinique absolument pur, les autres sont relatives à des malades ayant présenté à côté de la parésie spasmodique d'autres symptômes cérébraux et en particulier du rire et pleurer spasmodiques.

On remarquera que, dans tous ces cas, sauf un, on constate que le bras antérieur de la capsule interne est intéressé par une lacune à point de départ le plus souvent lenticulaire. Cette constatation est à rapprocher de celles de Dupré et Devaux dans un cas analogue.

Nous avons rangé nos dessins dans un ordre qui correspond à l'intensité des symptômes constatés à l'examen clinique. On remarquera que les lésions augmentent parallèlement de nombre et d'étendue.

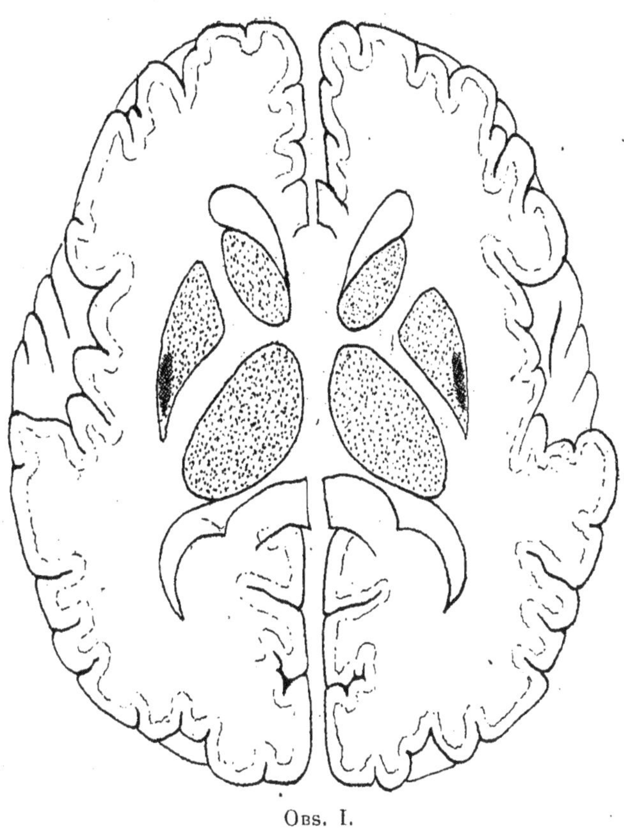

OBS. I.

Parésie spasmodique ayant évolué sans ictus. Lésion bilatérale et symétrique constituée par deux lacunes de désintégration de forme linéaire siégeant au niveau des noyaux lenticulaires.

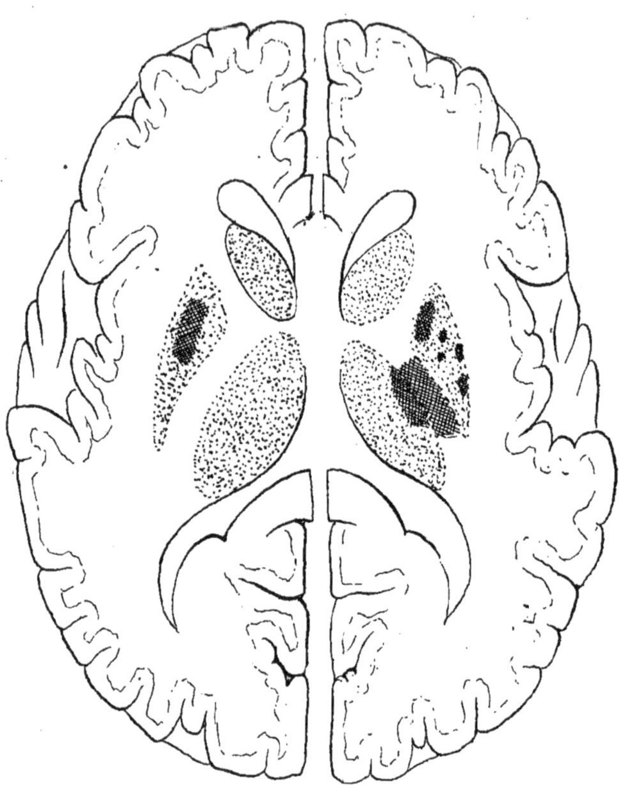

Obs. XIV.

Parésie spasmodique; ictus léger ; syndrome glosso-labio-laryngé et rire et pleurer spasmodiques.

Lésions bilatérales de désintégration lacunaire intéressant :

A gauche : Le noyau lenticulaire. -

A droite : La couche optique ; le noyau lenticulaire ; tout le bras postérieur et une partie du bras antérieur de la capsule interne.

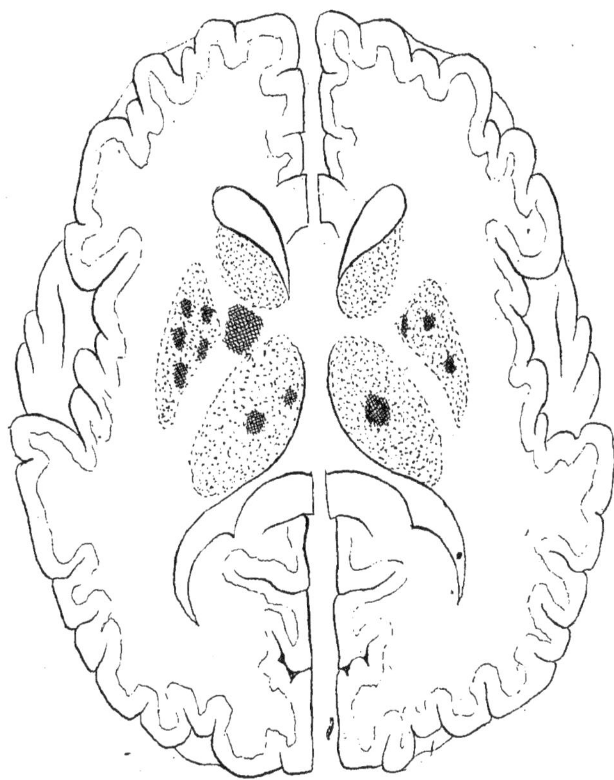

Obs. XVI.

Parésie spasmodique des athéromateux du type pseudo-bulbaire avec rire et pleurer spasmodiques dus à la présence de lacunes de désintégration localisées.

A droite : Au noyau lenticulaire (plusieurs petites lacunes); à la couche optique.

A gauche : Au noyau lenticulaire (foyers multiples).

A la couche optique, foyer double.

Le genou de la capsule est largement intéressé.

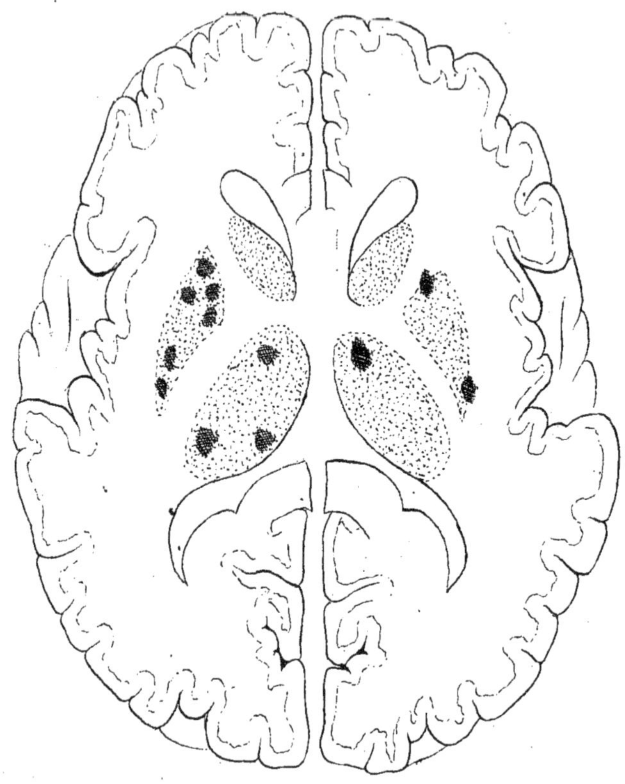

Obs. XVII.

Parésie spasmodique du type pseudo-bulbaire avec rire et pleurer
spasmodiques dus à la présence de lacunes de désintégration; localisées.

A droite : Au noyau lenticulaire, deux lacunes, dont une empiétant
sur le bras antérieur de la capsule, une à la couche optique.

A gauche : Plusieurs lacunes disséminées dans la couche optique
et le noyau lenticulaire.

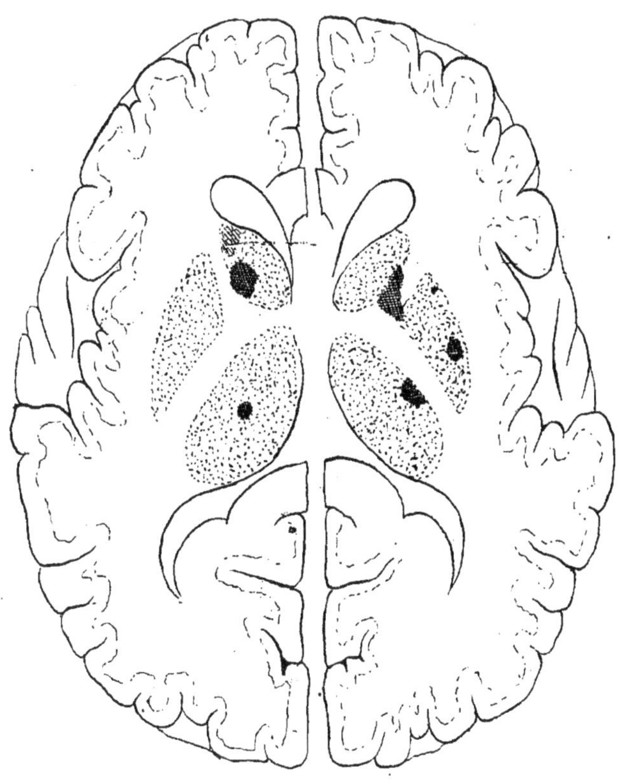

Obs. XVIII.

Paraplégie spasmodique, avec début par ictus ; syndrome glosso-labio-laryngé d'origine cérébrale ; lésions bilatérales ayant porté :

A droite : Sur le noyau lenticulaire, le noyau caudé et le bras antérieur de la capsule ;

A gauche : Sur le noyau caudé et la couche optique.

Moelle. — La moelle de nos malades a été examinée dans tous les cas. L'examen macroscopique a révélé quelquefois de grosses lésions : points de ramollissement en certains endroits et, dans un ou deux cas, dégénérescence très nette des deux faisceaux pyramidaux.

Mais, la plupart du temps, l'examen à l'œil nu n'a rien montré et il a fallu recourir au microscope. M. Bonnamour, interne des hôpitaux de Lyon, préparateur du laboratoire d'anatomie générale, a bien voulu se charger de cet examen. La méthode employée a été la suivante : immersion dans le liquide de Muller, montage au collodion, puis, coloration à l'éosine hématéine, pour voir l'état des artères, enfin par la méthode de Weigert Pal, afin de se rendre compte des lésions de dégénérescence fasciculaire.

Malheureusement, pour très nette et précise qu'elle soit, cette méthode a l'inconvénient d'être longue. Par suite de circonstances indépendantes de notre volonté, nous sommes forcé de terminer cet ouvrage plus tôt que nous ne le désirerions et ne pouvons rendre compte de façon complète des résultats obtenus : plusieurs de nos moelles étant encore pour quelque temps dans le liquide de Muller.

Ces recherches seront d'ailleurs continuées sous la direction de notre maître, M. le Dr Pic, et le résultat ultérieurement publié.

Nous détachons de l'observation XIV et transcrivons, telle qu'elle nous a été remise par M. Bonnamour, la note relative à l'examen histologique de la moelle de ce malade qui réalisait un type déjà avancé de parésie spasmodique des athéromateux :

Les quelques coupes, que nous avons commencé à pratiquer au milieu du renflement cervical et du renflement lombaire ne nous ont montré aucune trace de sclérose dans les différents cordons médullaires. La substance grise est également saine. Tout autour de la moelle et dans le sillon médian postérieur, on trouve un certain nombre d'artères dont les parois sont nettement hypertrophiées ; les plus petites même ont une paroi musculaire fortement épaissie. Dans l'intérieur de la substance blanche, on voit quelques petites artères présentant les mêmes caractères. L'adventice forme autour de chacune une couche épaisse très distincte, infiltrée de noyaux.

Tous ces vaisseaux sont atteints manifestement de périartérite scléreuse. Enfin, un certain nombre de veines sont bourrées de glolubes rouges indiquant la gêne de la circulation en retour.

Ainsi, donc, artério-sclérose des vaisseaux sans sclérose des cordons médullaires, tel semble être dans ce cas le résultat. Ajoutons que Ferrand aboutit aux mêmes constatations et conclut à ce propos que le lacunaire ne présente de dégénérescence descendante du faisceau pyramidal que lorsque le processus intéresse la capsule interne dans sa presque totalité.

Autres organes. — Au cœur, augmentation de volume ; lésions orificielles par plaques d'athérome ; plaques calcaires de l'aorte et périartérite des vaisseaux périphériques.

Reins petits, bandes de sclérose plus ou moins accentuées. Adhérences de la capsule.

En résumé. — L'autopsie de nos sept parétiques

athéromateux montre des lésions constantes de l'encéphale inconstantes de la moelle; de l'athérome de la base et des vaisseaux médullaires ; enfin des lésions des autres organes et particulièrement du rein et du cœur.

V

DIAGNOSTIC

Au cours de son évolution, la parésie spasmodique des athéromateux peut revêtir divers aspects, qui pourront la faire confondre avec les autres maladies de l'axe encéphalo-médullaire. Le diagnostic se fera en tirant parti des notions acquises aux précédents chapitres.

Nous allons passer rapidement en revue les affections qui donnent lieu à un syndrome analogue.

Nous avons, par ordre d'importance :

1° L'hémiplégie simple ou double due à une hémorragie ou un ramollissement ;

2° La maladie de Parkinson ;

3° Toutes les paraplégies d'origine médullaire : scléroses par maladies systématisées ; sclérose latérale amyotrophique ; tabes spasmodique.

Les lésions en foyer. Myélites. Ramollissements intra- ou extra-médullaires.

Les paralysies, enfin, par compression d'origine dure-mérienne ou cérébrale.

Hémiplégie simple par hémorragie ou ramollissement. — Dans la majorité des cas, le diagnostic se fera par les commémoratifs. Les troubles paralytiques chez l'hémiplégique ont été précédés d'un ictus ; la parésie chez notre malade s'est installée insidieusement. De plus, alors que chez le premier la contracture et l'impotence siègent surtout au membre supérieur et sont prédominants d'un côté, le parétique athéromateux accuse des troubles bilatéraux et surtout localisés aux membres inférieurs.

Hémiplégie lacunaire. — Le diagnostic est donc facile d'avec l'hémiplégique ordinaire, à ictus franc, et paralysie persistante. Il est plus compliqué lorsqu'il s'agit de l'hémiplégique lacunaire type Marie-Ferrand.

Nous avons cité plus haut les observations de deux malades[1] qui sont des lacunaires au point de vue clinique et anatomique. Ces malades ont présenté le premier deux, l'autre trois ictus. L'évolution semble avoir été sensiblement la même que celle des autres malades. On note seulement peut-être une intensité plus grande des symptômes : faiblesse des jambes et maladresse, contracture et exagérations des réflexes.

Au point de vue anatomique, la différence n'est pas essentielle non plus ; il n'y a, là aussi, qu'une question de degré. Comparons par exemple le malade n° XVII, dont l'observation se rapproche le plus de celles de Ferrand, au malade n° I, qui réalise peut être le mieux notre type clinique.

Nous voyons que, dans les deux cas, nous avons identité du siège et de la nature des lésions : foyers de désintégration lacunaire dans les deux cas, bilatérales

---

[1] Voir observations XVI et XVII.

intéressant les noyaux gris. Dans le deuxième cas, les lésions sont plus nombreuses, plus étendues que dans le premier. Il n'y aurait donc, entre le type décrit par Ferrand et le nôtre, qu'une différence de degré : artério-scléreux tous les deux, nos malades seraient aussi tous les deux des lacunaires.

La seule différence entre eux serait l'ictus et l'on pourrait alors admettre, ce qui n'est qu'une simple hypothèse, mais une hypothèse vraisemblable, que l'ictus lacunaire est un phénomène contingent indiquant simplement une extension brusque de la lacune, manifestée cliniquement par une exagération des phénomènes paralytiques dont l'évolution avait été jusque-là insidieuse.

Hémiplégie double. — L'hémiplégie double, qui détermine la paralysie pseudo- bulbaire et la marche à petits pas, sera facilement diagnostiquée, si notre malade n'a pas eu d'ictus. S'il en a présenté deux ou trois à quelques mois d'intervalle comme dans les cas signalés plus haut (voir observations XVI et XVII), le diagnostic clinique sera difficile, impossible même dans la majorité des cas. En effet, chez le pseudo-bulbaire on constate une lésion double par hémorragie ou ramollissement au niveau des corps opto-striés. Notre malade qui présente à ce même niveau des lésions aussi étendues, mais produites par des lacunes de désintégration, accusera, le plus souvent, les mêmes symptômes et le diagnostic ne sera possible que sur la table d'amphithéâtre.

Paralysie agitante. — Normalement la démarche à petits pas de nos athéromateux rappelle un peu celle du

Parkinsonien. Chez un de nos malades, la fixité du regard et de l'expression, l'attitude soudée coexistant avec les troubles de la démarche rendaient cette ressem- blance caractéristique. (Voir observation IX.)

L'évolution des phénomènes paralytiques, la présence de la contracture et de l'exagération des réflexes, et d'autre part, l'absence de tremblement et de rétropulsion, ont permis de faire le diagnostic.

Scléroses médullaires. Sclérose latérale amyotrophique. — Dans deux de nos observations, le syndrome glosso-labio-laryngé survenant au cours de l'évolution de la parésie spasmodique a pu, donner lieu au diagnostic de la sclérose latérale amyotrophique.

Il n'est pas impossible d'ailleurs que des foyers de désintégration lacunaire étendus déterminent une dégénérescence descendante des deux faisceaux pyramidaux, et le tableau clinique ébauché de la sclérose latérale amyotrophique.

Il nous a été donné de voir à l'hospice du Perron, dans le service de M. le professeur Pic, une observation assez probante dans ce sens ; mais la question n'est pas mûre encore, et nous n'insisterons pas davantage sur ce sujet.

Signalons encore *les scléroses médullaires d'origine vasculaire*, signalées par Demange, et dont les trois observations sont rappelées dans notre historique.

Elles nous intéressent à cause de leur rapport avec l'artério-sclérose. Il s'agit dans les trois cas d'artériosclérose des vaisseaux de la moelle, ayant déterminé des îlots de sclérose médullaire, et donné lieu selon la répartition de cette sclérose, aux tableaux

cliniques de la sclérose en plaques, de la sclérose latérale amyotrophique et du tabes spasmodique. Nous
laisserons de côté les deux premières, et ne retiendrons
que la troisième parce qu'elle se rapporte plus directe·
ment à notre sujet.

· *Tabes spasmodique des vieillards.* — Le malade de
Demange a, comme les nôtres, de la paraplégie spasmodique, mais l'évolution est beaucoup plus rapide, et
la contracture et l'impotence, exceptionnelles chez nos
malades, arrivent presque d'emblée. Il semble donc
que, même au point de vue clinique, la confusion ne soit
pas possible.

Au point de vue anatomique, la différence est plus
nette encore. Le malade de Demange ne présente aucune lésion de l'encéphale, mais une sclérose nette et
fasciculée au niveau des faisceaux pyramidaux. La
sclérose est nettement périvasculaire.

Dans toutes nos autopsies, nous notons au contraire
des lésions constantes et étendues au niveau des noyaux
gris de la base, à la moelle une sclérose à peine ébau-
chée ;

Cependant, un de nos malades (obs. IX) a présenté
une évolution assez semblable à celle du malade
de Demange. Toutefois, le contrôle anatomique manque et nous ne saurions affirmer l'identité des deux
cas.

Tels sont, en somme, les principaux diagnostics à
faire dans le cas de parésie spasmodique des athéromateux. Citons pour mémoire les myélites, les hé-
morragies et ramollissements intra-médullaires. Ce
sont là des affections relativement rares ; la coexis-

tence d'athérome, l'absence de phénomènes généraux, l'âge du malade rendront le plus souvent le diagnostic facile.

Dans le cas plus fréquent de paraplégies d'origine pottique, les commémoratifs et l'examen rapide de la colonne vertébrale rendront, le plus souvent, toute confusion impossible.

VI

PRONOSTIC

Le pronostic de la parésie spasmodique des athéromateux se déduit évidemment du chapitre de l'évolution.

Si aucun incident ne vient troubler la marche de son
affection, le parétique athéromateux peut vivre longtemps. Il s'achemine lentement vers l'impotence et
meurt en détail. Mais son artério-sclérose et l'état lacunaire de son cerveau le prédisposent aux ictus.

Son âge, son impotence, son séjour à l'hospice l'ex-
posent à la pneumonie.

Dans l'état actuel de la thérapeutique, nous pouvons
peu de chose pour l'artério-sclérose confirmée dont la
parésie spasmodique est en quelque sorte l'avant-der-
nière étape. Les lésions de cette période sont-elles définitives ? Faut-il renoncer à l'espoir de voir un jour
quelque médication nouvelle assez puissante pour modifier l'état des artères sénilisées et permettre la réparation des lésions de scléroses.

L'anatomie pathologique et la clinique montrent que
jusqu'au bout l'artério-sclérose reste un processus
inflammatoire subaigu il est vrai. Or, tant qu'il y a
inflammation, il y a vie ; tant qu'il y a vie, espoir.

Nous n'insisterons pas sur le traitement, car la médication de ños malades n'a pas différé de celle des autres artério-scléreux du service : iodure de potassium, régime lacté, etc. Les injections modificatrices de sérum ont été employées récemment et n'ont pas semblé donner jusqu'ici de résultats très probants.

VII

ÉTIOLOGIE

L'étiologie de la parésie spasmodique des athéromateux se confond évidemment avec celle de l'artério-
sclérose, aussi serons nous très bref sur ce chapitre.

Sexe. — Nos observations ont porté exclusivement
sur des sujets de sexe masculin ; nous ne pouvons
donc tirer de conclusion au point de vue de la prédis-
position des sexes.

Age. — Au point de vue de l'âge, nos observations
ont porté sur dix-huit malades de soixante-cinq à
quatre-vingt-six ans : âge moyen soixante-quinze
ans. La parésie spasmodique est donc une affection de
la vieillesse, de la période tout à fait confirmée de
l'artério-sclérose.

Diathèses. — Il nous a été difficile d'avoir des renseignements sur des diathèses présentées par nos
malades. Nous trouvons le rhumatisme articulaire et
la goutte dans un petit nombre d'observations. Le
diabète est exceptionel. Par contre, l'alcoolisme est
fréquent, nous le trouvons confirmé dans une dizaine
de cas. La syphilis est probable chez trois ou quatre
malades. Le paludisme signalé trois fois.

C'est, on le voit, l'étiologie banale de l'artério-sclérose généralisée et, de fait, dans toutes nos observations nous relevons un début au moins de sclérose des autres organes ; lésions du côté de l'appareil circulaoire central et périphérique. Léger degré de néphrite interstitielle.

Ces diverses lésions concomitantes déterminent, à côté des troubles résultant des lésions organiques du système nerveux, des modifications profondes de la nutrition qui ont peut-être leur part dans le mécanisme de la production du syndrome qui nous occupe.

Nous reviendrons au chapitre suivant sur ces considérations.

VIII

PATHOGÉNIE

De l'étude clinique de nos observations, il résulte
que nous avons en somme, dans la majorité des cas,
un syndrome à peu près défini, essentiellement consti-
tué par une parésie spasmodique des membres inférieurs, avec exagération des réflexes, et coexistence
fréquente de troubles psychiques, atteignant la mentalité ou les facultés d'expression du malade.

Du rapide exposé anatomo-pathologique qui précède,
il semble aussi résulter que, dans la majorité des cas,
où l'autopsie a pu être pratiquée, nous trouvons au
niveau des centres nerveux, trois lésions princi-
pales.

D'une façon à peu près constante, de *l'athérome
de la base*, et des *foyers de désintégration lacunaire*,
presque toujours bilatéraux, intéressant les noyaux
gris et la capsule interne ; enfin, mais ceci moins fréquemment, une *dégénérescence plus ou moins accentuée de l'un ou des deux faisceaux pyramidaux*.

Arrivé à ce point de notre travail, une question se
pose : *Quel rapport y a-t-il entre les lésions constatées*

à l'autopsie et les phénomènes cliniques présentés par nos malades ; quel est en un mot le mécanisme de la parésie spasmodique des athéromateux ?

Cette question touche de près à celle plus vaste, et si controversée, de la pathogénie des réflexes, et de la contracture, et nous force à l'aborder.

Il semble que l'on puisse diviser en trois étapes l'évolution suivie par les physiologistes et les neuro-pathologistes pour arriver à l'idée actuelle, qui n'est peut-être pas définitive, sur le mécanisme des réflexes et du tonus musculaire.

Dans une première époque, où il nous faut citer les noms de Charcot, Vulpian, Brissaud, l'étude clinique et anatomo-pathologique des maladies de la moelle, l'étude expérimentale pratiquée sur les animaux, et surtout sur les animaux inférieurs, amènent ces auteurs a faire du tonus et des réflexes, des phénomènes pure-ment médullaires, dont les centres sont au niveau des racines antérieures.

L'idée que les conditions puissent être différentes, chez l'homme et chez l'animal, ne vient pas aux expé-rimentateurs de cette époque.

Puis, dans un second stade, l'étude plus approfondie des phénomènes cliniques et expérimentaux et surtout la découverte des méthodes perfectionnées de colora-tion, permettant de déceler les moindres traces de dégé-nération, amènent les auteurs à voir, dans le tonus et le réflexe chez l'homme, des phénomènes plus compli-qués, influencés par les centres supérieurs.

L'idée d'une dissociation possible, entre le méca-nisme des réflexes et celui du tonus, commence à se faire jour. Citons à cette période Brow-Sequard, Adamkiewitz et Marie, van Gehuchten et Grasset.

Pour les deux premiers, la cellule radiculaire antérieure, centre du réflexe et du tonus est une machine sous pression. Par les faisceaux pyramidaux arrive une action frénatrice, venant des centres supérieurs. S'il y a altération de ces faisceaux, ou absence, ou destruction, le frein est supprimé. Le centre, livré à ses excitateurs, s'affole, d'où hypertonie et contracture permanente.

On connaît l'expérience pratiquée par Brow-Sequard le premier, et souvent répétée depuis. La moelle d'une grenouille est sectionnée au niveau de la région dorso-lombaire. Les réflexes de la partie du corps sous-jacente sont exagérés.

Dans une remarquable communication de 1897, van Gehuchten reprend la question.

Frappé par ce fait, que l'altération du faisceau pyramidal produit au cerveau la paralysie, à la moelle la contracture, le professeur de Louvain induit à une différence anatomique et fonctionnelle du faisceau pyramidal, suivant qu'on le considère dans le cerveau ou dans la moelle.

Le tonus et le réflexe seraient soumis à une double action frénatrice et excitatrice.

L'action inhibitrice, venue des centres supérieurs, passerait par les voies pyramidales ; l'action excitatrice par les voies ponto-cérébello-spinales. Le centre régulateur du tonus serait cortical, celui des réflexes dans le noyau rouge.

Grasset présente à cette théorie une objection importante : la contracture tardive de l'hémiplégique et, pour y remédier, il place le centre du tonus dans la protubérance.

Nous arrivons enfin à la période toute contemporaine et à la communication de Crocq au XIe Congrès des aliénistes et neurologistes français. Cet auteur, synthétisant les connaissances acquises, y ajoutant le résultat de ses propres observations et de ses expériences, arrive aux conclusions que nous allons essayer de résumer.

L'expérimentation pratiquée successivement sur la grenouille, le chien, le lapin et le singe, l'observation clinique chez l'homme, ont amené à cette conclusion générale que, plus nous montons dans la série animale, plus complexes deviennent les phénomènes physiologiques du tonus et du réflexe, plus considérable la part qui revient dans leur production aux centres supérieurs : protubérance, noyaux gris de la base, cortex.

Chez l'homme, par exemple, la section totale et brusque de la moelle cervicale[1] s'accompagne de paraplégie flasque et d'abolition complète des réflexes.

Les centres sont donc situés plus haut. Ceux des réflexes sont basilaires (noyaux gris de la base pour Monakow ; noyau rouge pour Grasset et van

---

[1] Rappelons à ce sujet une observation qui a presque la valeur d'une expérience. C'est celle de l'étudiante russe qui, au cours d'une affaire célèbre, dite affaire du Collège de France, reçut une balle de revolver qui ne lui était pas destinée. La balle, comme il fut plus tard constaté à l'autopsie, fit une section nette et complète de la moelle, et détermina une paraplégie flasque qui dura jusqu'à la mort.

Gehuchten). Ils sont néanmoins soumis à l'action inhibitrice du cerveau et du cervelet. Le centre des réflexes cutanés est cortical. Certains réflexes défensifs rapides se font par les voies courtes.

Quant au tonus musculaire, le centre en serait cortical; les voies longues sont seules chargées de transmettre les courants toniques des muscles volontaires. Le tonus sphinctérien se produit par les voies courtes.

S'appuyant sur ces considérations, Crocq passe de la physiologie à la pathologie, et tente d'expliquer le mécanisme de la dissociation des réflexes, de leur exagération et de la contracture.

La localisation différente, qui place au niveau du cortex le centre des réflexes cutanés; au niveau des noyaux de la base celui des réflexes tendineux, explique la possibilité de leur dissociation.

L'exagération des réflexes serait le résultat d'uue lésion irritative des neurones moteurs et périphériques.

Quant à la contracture, elle serait produite, d'une part, par les altérations péricellulaires et péricylindraxiles des neurones moteurs centraux et périphériques ; d'autre part, par les lois de l'antagonisme musculaire. Le type constant des contractures s'expliquerait par des lésions histologiques.

Certains groupes musculaires sont prédominants à l'état normal ; une lésion diffuse ayant pour résultat d'abaisser d'une manière uniforme la tonicité musculaire amènera la flaccidité complète des muscles les moins développés, et seulement l'hypotonicité des muscles les plus forts. Cette hypotonicité devient une hypertonicité. Certains neurones corticaux, s'affaibliront et s'atrophieront ; l'action irritative péricellulaire ne sera bientôt plus capable de réveiller leur vitalité, tandis qu'elle exagérera de plus en plus l'hypertonicité des neurones antagonistes.

L'auteur parle par ailleurs du signe de Babinski, qu'il dénomme réflexe pathologique en rapport probable avec un trouble organique ou fonctionnel du faisceau pyramidal.

La trépidation épileptoïde ne serait pas non plus toujours concomitante à l'exagération de réflexes.

La clinique l'établit de façon formelle, mais ni Crocq, ni Pitres qui reprend la question après lui, ne la localise de façon absolue.

Cette communication provoque une brillante discussion, au cours de laquelle Grasset et Pitres entre autres, établissent qu'il y a exagération manifeste à faire du cerveau le centre exclusif des réflexes.

Il semble alors que l'on puisse résumer en quelques mots l'état actuel de la question.

Comme l'a dit le professeur Morat « toutes les fois qu'il y a substance grise et cellule nerveuse, il y a possibilité de réflexes », mais tandis que chez l'animal inférieur, le réflexe n'a qu'un relai, chez l'homme il en a plusieurs :

Un premier médullaire qui, de l'avis même de Crocq, suffit pour expliquer certains réflexes défensifs.

Un second mésencéphalique, qui serait le plus important.

Un troisième cortical.

Quoi qu'il en soit, il n'en reste pas moins acquis,

que, contrairement aux données de l'ancienne physiologie, dans un cas de paraplégie spasmodique avec
exagération des réflexes, ce n'est pas la moelle seule
qu'il faut considérer, mais l'axe encéphalo-médullaire
en entier.

Cette constatation nous ramène à notre sujet, après
cette longue mais nécessaire digression.

Nous l'avons dit plus haut, nous constatons comme
lésions à l'autopsie :

De l'athérome des vaisseaux de la base ;

Des foyers de désintégration lacunaire ;

De la sclérose de l'un ou des deux faisceaux pyramidaux, mais de façon inconstante.

*L'athérome de la base suffit-il à expliquer le syn-
drome?*

L'athérome seul suffit peut-être pour expliquer les
phénomènes de claudication intermittente du cerveau :
vertiges et pertes momentanées de la mémoire, que
nous trouvons dans quelques-unes de nos observations,
mais il semble difficile d'admettre qu'une ischémie
passagère de tout l'encéphale détermine les accidents
systématisés, qui constituent le syndrome de la parésie
spasmodique.

Et, de fait, nombreuses sont au Perron les autopsies
de vieillards porteurs d'un athérome très accentué des
artères de la base, et n'ayant jamais présenté d'accidents paraplégiques.

Quel est alors le rôle de la lacune?

Dans sa remarquable monographie, Ferrand insiste
longuement sur la pathogénie de la lacune et son évolution, mais il est fort peu question du mécanisme

exact des accidents rencontrés par cet auteur chez les lacunaires.

Connue depuis longtemps, mais interprétée le plus souvent, en raison même de sa fréquence, comme une altération cadavérique ou une lésion banale, constante ou à peu près, chez le vieillard, la lacune existe évidemment dans bien des cas, sans provoquer aucun phénomène et, d'emblée, se pose cette question, qu'adressait Raymond à Marie, au moment de la communication de cet auteur au Congrès de 1900 :

Pourquoi, dans certains cas, la lacune se manifeste-t-elle par des phénomènes de paralysies revêtant l'aspect du syndrome hémiplégie ou paraplégie?

Pourquoi dans d'autres cas subsiste-t-elle à l'état latent ?

Avec Raymond, nous répondrons : Il faut sans doute qu'un facteur pathologique s'ajoute à la lacune et deux hypothèses se présentent :

Ce facteur est un trouble organique systématisé, c'est la dégénérescence bilatérale du faisceau pyramidal.

Ce facteur est un trouble fonctionnel : nous verrons ultérieurement quel il peut être.

La parésie spasmodique est-elle due à une dégénérescence primitive ou secondaire du faisceau pyramidal?

Cette hypothèse paraîtrait *a priori* assez séduisante.

Le syndrome présenté par nos malades est celui des cordons antéro-latéraux, avec cette différence toutefois que la contracture est moins nette et le signe de Balinski en extension exceptionnel.

Cette dégénérescence pourrait être primitive, due à une sclérose médullaire d'origine artérielle.

Elle pourrait être secondaire, et serait alors une dégénérescence descendante des fibres pyramidales intéressées dans leur trajet intra-cérébral par quelque gros foyer lacunaire des noyaux de la base.

Dégénérescence primitive. — L'examen microscopique de la moelle de nos malades a montré, le plus souvent, une sclérose assez nette des vaisseaux médullaires, mais jamais de dégénérescence fasciculée consécutive des cordons latéraux, comme le signale Demange dans son observation de « contracture tabétique progressive ».

Le mécanisme de la paraplégie spasmodique serait donc différent dans le cas de Demange et le nôtre.

Dégénérescence descendante. — Plusieurs fois nous avons, en cours d'autopsie, constaté des lésions très nettes, visibles à l'œil nu, du faisceau pyramidal, mais les lacunes cérébrales étaient très étendues et intéressaient largement la capsule interne.

Dans les autres cas, l'examen le plus minutieux n'a pas montré de trace de sclérose, et pourtant, le syndrome était le même, plus net seulement dans le premier cas. Ferrand a fait la même constatation : la dégénérescence post-lacunaire du faisceau pyramidal est exceptionnelle ; il faut, pour la déterminer, des lésions très étendues de la capsule interne, intéressant la presque totalité de la substance blanche à ce niveau.

Ainsi donc, il semble impossible d'expliquer le syndrome par une dégénérescence du faisceau pyramidal.

N'y aurait-il pas un trouble fonctionnel?

Raymond, dans un article signalé plus haut, rapporte deux observations et deux expériences. Il s'agit du cas de deux malades, ayant présenté, d'après l'auteur, une forme anormale d'urémie : la forme paralytique. A l'autopsie, on constate de l'œdème cérébral. Pas de lésions lacunaires signalées, mais l'aspect général du cerveau rappelle celui que Ferrand décrit chez ses lacunaires, et que nous avons nous-même rencontré : atrophie des circonvolutions et distension des ventricules.

Les expériences qui nous intéressent ont porté sur deux chiens. Raymond détermine, après trépanation, une lésion du gyrus chez le premier, à l'aide d'une pastille de potasse ; chez le second, au thermocautère. Il en résulte une paraplégie des membres inférieurs, qui disparaît après quelques jours. L'auteur pratique alors, d'une part, chez les deux chiens, d'autre part sur un animal témoin, la ligature des jugulaires. Il en résulte des troubles de la circulation cérébrale et l'apparition, chez les trois animaux, de troubles paralytiques. Mais, tandis que, chez l'animal témoin, ces troubles disparaissent vite, chez les deux premiers chiens, *la paralysie demeure persistante et revêt le type qu'elle présentait à la suite de la lésion corticale.*

Raymond interprète ainsi ces expériences. A la suite de la première lésion, les troubles paralytiques ont disparu parce que les autres cellules saines ont pu organiser la suppléance Qu'un trouble de la circulation cérébrale vienne gêner la nutrition de ces cellules, la suppléance n'est plus possible ; la paralysie reparaît.

N'y aurait-il pas quelqu'analogie entre l'état de nos lacunaires et celui des sujets de l'expérience de Raymond? Tant que l'état général du sujet demeure bon, tant que sa circulation cérébrale ou médullaire se fait bien, la lésion reste latente. Les manifestations cliniques n'apparaissent que lorsque l'équilibre vient à se rompre et que la suppléance ne peut plus se faire.

Or, dans la majorité de ces cas, nous avons signalé dans l'observation des signes d'athérome de l'appareil circulatoire et une insuffisance rénale probable. L'autopsie nous a montré, à côté des lacunes du cerveau, de l'artério-sclérose des autres organes. D'une façon constante, nous avons noté de l'athérome de la base, et le microscope nous a révélé, à côté de l'artério-sclérose des vaisseaux médullaires, une gêne marquée de la circulation en retour.

C'est plus qu'il n'en faut pour affirmer une gêne circulaire du côté des centres nerveux, ayant déterminé des troubles de la nutrition des cellules.

L'assimilation entre les deux cas, celui de Raymond et le nôtre, devient alors possible. Dans un cas, comme dans l'autre, nous avons une lésion organique n'ayant déterminé des symptômes cliniques que lorsqu'il vient s'y ajouter un trouble fonctionnel.

Dans l'expérience de Raymond, la lésion est constituée par la blessure faite au gyrus, le trouble fonctionnel résulte de la ligature des jugulaires.

Dans notre cas, la lacune constitue la lésion organique. Le trouble fonctionnel reconnaît une étiologie plus complexe : il résulte à la fois de la gêne circulatoire des centres nerveux par athérome des vaisseaux

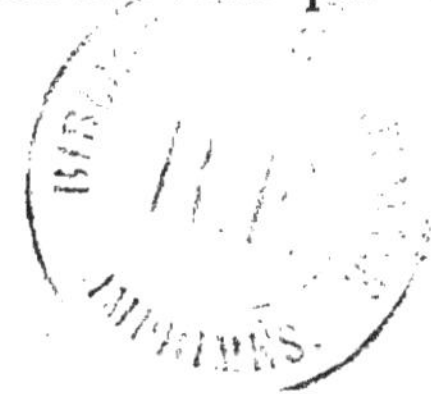

médullaires ou cérébraux et de l'intoxication consécutive à l'insuffisance rénale, rencontrée dans presque tous les cas.

Telle est l'hypothèse que nous proposons sous toutes réserves : hypothèse invérifiée, nous dirons même invérifiable, car nous ignorons si les conditions de suppléance sont différentes chez l'homme et chez l'animal.

Elle est, dans tous les cas, vraisemblable, et nous ne voyons pas d'autres moyens d'expliquer la parésie spasmodique des athéromateux, lorsqu'on ne rencontre pas de lésions organiques du faisceau pyramidal.

A ces preuves, en quelque sorte expérimentales, qui semblent faire pencher en faveur de l'origine cérébrale de la parésie spasmodique des athéromateux, nous ajouterons ce qu'on peut appeler la preuve clinique. C'est la coexistence fréquente, à côté des troubles parétiques, de symptômes d'origine cérébrale, comme le rire et le pleurer spasmodiques et le syndrome pseudobulbaire.

En résumé, la parésie spasmodique des athéromateux reconnaît un mécanisme complexe. Elle résulterait soit d'une lésion organique, soit d'un trouble fonctionnel.

Lacunes de désintégration, dégénérescence du faisceau pyramidal, troubles de la circulation et insuffisance rénale, déterminant de profondes modifications de la cellule cérébrale, tels sont les trois facteurs principaux qui, associés dans la majorité des cas, semblent déterminer les troubles dont l'ensemble constitue le syndrome de la parésie spasmodique des athéromateux.

CONCLUSIONS

I. Nous appelons parésie spasmodique des athéromateux, un syndrome clinique observé presque exclusivement chez le vieillard, se manifestant par une parésie des membres inférieurs, de la contracture de l'exagération des réflexes sans troubles de la sensibilité et
paraissant lié à l'état athéromateux du système vasculaire.

II. Cette parésie a un début généralement insidieux,
sans ictus ou avec un ictus à peine ébauché ; une fois
constituée, elle reste longtemps stationnaire évolue parfois vers la paralysie spasmodique complète (tabes spasmodique sénile); plus souvent aux phénomènes moteurs
se surajoutent d'autres symptômes nerveux tels que la
démence sénile, les troubles sphinctériens et les malades succombent alors dans la cachexie, plus souvent
encore la terminaison est le fait d'une affection intercurrente.

III. En clinique, la parésie spasmodique des athéromateux est assez souvent associée à d'autres manifestations spasmodiques, liées également à des troubles cir-

culatoires des centres nerveux, telles que la paralysie pseudo-bulbaire d'origine cérébrale, le rire et le pleurer spasmodiques.

IV. Dans cette affection, les lésions médullaires sont inconstantes, les lésions cérébrales constantes ; celles-ci consistent en des lacunes de désintégration des noyaux gris ou de la capsule interne : ces lacunes sont elles-mêmes fonction de l'artério-sclérose des artérioles intracérébrales.

V. Le syndrome spasmodique paraît dépendre d'un trouble organique ou fonctionnel du faisceau pyramidal.

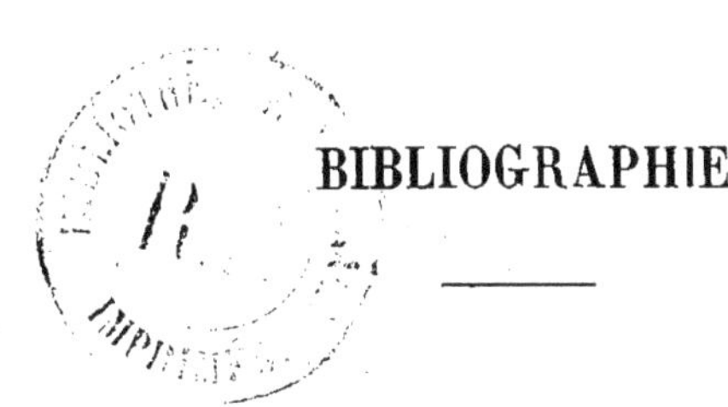

BIBLIOGRAPHIE

Babinski, Du phénomène des orteils et de sa valeur séméiologique *(Semaine médicale,* 1898).

— Sur le prétendu réflexe antagoniste de Schoëfer *(Soc. de neurologie,* 11 janv. 1900).

— Sur la forme de la paraplégie spasmodique consécutive à la lésion organique et sans dégénérescence du faisceau pyramidal *(Soc. médic. des hôpitaux,* 24 mars 1899).

Bernheim et Laurent, *Traité de médecine. Artério-sclérose des centres nerveux* (Bernheim).

Boettinger, Recherche et valeur diagnostique des réflexes cutanés *(Soc. d'Altona, Munsch. med. Woch.,* 4 fév. 1902).

Brissaud, *Paraplégie flasque et paraplégie spasmodique* (XIe Congrès des neurologistes et des aliénistes français, 1901).

Bruns, *Etat actuel de la question du rapport des réflexes patellaires avec la section transversale et totale de la moelle au-dessus des lombes* (Congrès international de méd. 1901).

Comte, *Des paralysies pseudo-bulbaires* (th. Paris, 1900).

Crocq, Dissociation et antagonisme des réflexes cutanés et tendineux *(Journ. de neurologie,* 1901).

— *Physiologie et pathologie du tonus musculaire, des réflexes et des contractions* (XIe Congrès des neurologistes et aliénistes, 1901).

Cury, Un signe précoce et constant de l'artério-sclérose généralisée *(Nord médical,* 15 déc. 1900).

Demange, *Traité des maladies des vieillards.*

— Scléroses d'origine vasculaire *(Rev. de méd.,* 1884-1885).

Déjerine, Anatomie des centres nerveux.

— Séméiologie des maladies nerveuses (*Traité de pathologie générale,* t. V).

Dupré et Devaux, Rire et pleurer spasmodiques par ramollissement nucléo-capsulaire antérieur. Syndrome pseudo-bulbaire par désintégration lacunaire bilatérale du poumon *(Soc. de neurologie,* 4 juillet 1901).

Erkridge, Remarque sur le réflexe plantaire et en particulier sur le signe de Babinski *(Journ of Americ. med. Association,* 19 et 26 janv. 1901).

Ferrand, *Essai sur l'hémiplégie des vieillards. Les lacunes de désintégration cérébrale* (th. Paris, 1902).

Ferrier et Roth, *Diagnostic de l'hémiplégie organique et de l'hémiplégie hystérique* (XIe Congrès médic. Section de neurologie).

Ferrio, Sur le réflexe hypogastrique de Bechterew. Réflexe inguinal de van Gehuchten *(Revista de Clinic. med.,* 1-8 fév. 1902).

Friedmann, Contribution à la symptomatologie de la sclérose sénile ; un phénomène remarquable à l'auscultation de l'aorte descendante *(Wiener klinische Woch.,* 21 janvier 1900).

Grandmaison (De). De l'exagération du réflexe patellaire et du clonus du pied chez les athéromateux *(Méd. mod.,* déc. 1896).

Grasset, Diagnostic des maladies de la moelle.

— Vertiges des artério-scléreux *(Clinique médic.,* 1891).

Huchard, *Traité des maladies du cœur et des vaisseaux.*

Kowalewski, L'artério-sclérose du cerveau *(Neurologiches Centralblatt,* août 1898).

Lancereaux, *Leçons de clinique médicale de la Pitié et de l'Hôtel-Dieu.*

Letienne et Mircouche, Du réflexe cutané plantaire *(Arch. gén. de méd.*, fév. 1899).

Long, De la tension artérielle, ses modifications chez les vieillards (th. Lyon, 1901).

Marie, Communication au Congrès de 1900 (Section de neurologie).

Marie, Des foyers lacunaires de désintégration *(Rev. de méd.*, mai 1901).

Morat et Doyon, *Traité de physiologie.*

Pichett, Réflexe scapulo-huméral *(Journ. of Neurol. and Mental-Clinik).*

Probst, *Ueber arteriosclerotische Veranderungen des Gehirn and deren Folgen.*

Raymond, *Sur la pathogénie de certains accidents paralytiques observés chez le vieillard ; leurs rapports probables avec l'urémie,*

Schoenborn, Sur la valeur diasgnostique du Réflexe plantaire de Babinski *(Société de Neidelberg, in Munich med. Woch.*, 31 décembre 1901).

Schneider, Sur le phénomène des orteils, de Babinski *(Berlin. klinisch. Woch* , 16 septembre 1901).

Tedeschi, Observations sur les réflexes tendineux et cutanés *(Gaz. degli Ospit*, 19 mai 1901).

Verger et Abadie, Recherches sur la valeur siméiologique des réflexes des orteils *(Progrès médical*, 28 avril 1900).

Walbaum, Recherches sur le phénomène des orteils, signe de Babinski *(Société de Neurologie*, 5 juin 1900).

Walbaum, Technique de la recherche du réflexe rotulien *(Deutsche med. Woch.).*

Walton, Réflexe de Babinski *(American neurological Association*, 15 mai 1900).

Windscheid, Diagnostic de l'artério-sclérose *(Société médicale de Leipzig*, 16 décembre 1901 ; *Deutsche medic. Wochenschrift*, janvier 1902).

TABLE

Lyon. — Imp. A. Rey, 4, rue Cent... 31438

9 782329 114552